'inneburg
ktionen

Reihe PTA*heute* **Buch**

Müller-Bohn – **Betriebswirtschaft für die Apotheke**, 2009

PTA*heute* Redaktion – **Schwangerschaft und Apotheke**, 2011

Weber – **Rezepte für die Beratung**, 2009

Rall – **Ernährungsberatung in der Apotheke**, 2. Aufl., 2014

Hinneburg – **Interaktionen**, 2014

Interaktionen

Iris Hinneburg, Halle

Mit einem Geleitwort von Dr. Iris Milek

31 Farbabbildungen und 8 Tabellen

Deutscher Apotheker Verlag

Anschrift der Verfasserin
Dr. Iris Hinneburg
Wegscheiderstr. 12
06110 Halle (Saale)
medizinjournalistin@gmx.de
http://medizinjournalistin.blogspot.com

Bibliografische Information der Deutschen Nationalbibliografie: Die Deutsche Nationalbibliografie verzeichnet diese Publikation in der Deutschen Nationalbibliografie; detaillierte bibliografische Daten sind im Internet unter http://dnb.d-nb.de abrufbar.

1. Auflage 2014
ISBN 978-3-7692-6129-5 (Print)
ISBN 978-3-7692-6402-9 (E-Book, PDF)

Birkenwaldstr. 44, 70191 Stuttgart
www.deutscher-apotheker-verlag.de

Printed in Germany

Satz: Gerd Schweikert, Stuttgart
Druck: AZ Druck- und Datentechnik, Berlin
Umschlaggestaltung: deblik, Berlin
Umschlagabbildung: Travelfish – Fotolia

Geleitwort

Seit vielen Jahren erscheinen in der Fachzeitschrift PTA*heute* Beiträge und Serien zu verschiedenen Aspekten aus der Apothekenpraxis. Das Thema Interaktionen wurde bereits im Jahr 2012 in 10 Teilen von Apothekerin Dr. Iris Hinneburg aufbereitet. Viele Leserinnen und Leser gaben der PTA*heute*-Redaktion positive Rückmeldungen dazu und so lag es nahe, ein Buch zu diesem beratungsintensiven Thema anzubieten. Dabei ist es Frau Dr. Hinneburg gelungen, eine sorgfältige Auswahl an Praxisbeispielen auszuwählen und zusammenzustellen. Verständlich geschrieben, so wie Sie es auch aus der PTA*heute* kennen. Auch in diesem Buch jeweils „das Wichtigste in Kürze" als Zusammenfassung. Damit können Sie bei wenig Zeit die wesentlichen Punkte zum Thema erfassen oder wiederholen. Denn Wechselwirkungen können sehr vielschichtig sein. Teilweise sind sie sogar erwünscht, um eine Wirkungsverstärkung herbeizuführen. Und sie sind häufig nicht nur bei Arzneimitteln untereinander, sondern auch zwischen Arzneimitteln und Nahrungsmitteln zu finden. Dieses Buch über Interaktionen ergänzt die PTA*heute*-Buchreihe um ein weiteres, spannendes Thema. Unser Wunsch und Ziel ist es, Apothekenmitarbeitern eine praxisnahe Lektüre an die Hand zu geben, um die in der Praxis auftretenden Fragen verstehen und klären zu können. Das Buch ist sowohl zum Selbststudium als auch als Nachschlagewerk geeignet.

Die PTA*heute*-Redaktion wünscht Ihnen dabei viel Erfolg!

Dr. Iris Milek
Herausgeberin und Chefredakteurin der PTA*heute*

Vorwort

Der demographische Wandel macht auch vor den Apotheken nicht halt: Die Gesellschaft altert, und damit nimmt auch die Anzahl älterer Patienten zu. Viele von ihnen leiden unter einer ganzen Reihe von Erkrankungen und nehmen eine Vielzahl von Medikamenten ein. Je größer die Anzahl der Medikamente, desto stärker steigt auch das Risiko für mögliche Interaktionen und die damit verbundenen unerwünschten Effekte einer Arzneimitteltherapie. Ein Interaktionscheck ist deshalb ein wichtiger Bestandteil des Medikationsmanagements, das in der Apotheke zukünftig eine noch größere Bedeutung bekommen wird.

Daneben können Wechselwirkungen aber prinzipiell bei fast jeder Arzneimittelabgabe, auch in der Selbstmedikation, auftreten. Und nicht nur Arzneistoffe, sondern auch Lebensmittel, Genussmittel wie Alkohol und Tabak sowie Nahrungsergänzungsmittel können zu Interaktionen führen. Das Thema Wechselwirkungen gehört deshalb in den allermeisten Fällen zu einer guten und umfassenden Beratung.

Allerdings führt nicht jede theoretisch mögliche Wechselwirkung auch tatsächlich zu Konsequenzen in der Praxis. In diesem Buch finden Sie deshalb für die wichtigsten und häufigsten Wechselwirkungen nicht nur die theoretischen Hintergründe, sondern auch konkrete Fallbeispiele. Diese machen deutlich, dass bei der Beratung zu Interaktionen eine Reihe von Faktoren bedacht werden müssen. Dazu zählen nicht nur Anwendungsdauer und Dosierung, sondern auch die individuelle Konstitution des Patienten.

Auch wenn es auf den ersten Blick komplex erscheint: Ihr Einsatz lohnt sich! Denn mit einer guten Beratung zu möglichen Wechselwirkungen leisten Sie täglich für Ihre Patienten einen wichtigen Beitrag für die Sicherheit der Arzneimitteltherapie.

Mein Dank gilt allen Mitarbeiterinnen und Mitarbeitern des Deutschen Apotheker Verlags, die an der Entstehung dieses Buches beteiligt waren.

Halle, im Sommer 2014 Iris Hinneburg

Inhalt

Abkürzungsverzeichnis

ABDA	Bundesvereinigung Deutscher Apothekerverbände
ACE	Angiotensin converting enzyme
ADP	Adenosindiphosphat
ASS	Acetylsalicylsäure
AT	Angiotensin
cGMP	zyklisches Guanosinmonophosphat
COPD	chronisch-obstruktive Lungenerkrankung
COX	Cyclooxygenase
CYP	Cytochrom P450
EKG	Elektrokardiogramm
HIV	Humanes Immunodefizienz-Virus
HV	Handverkauf
MAO	Monoaminoxidase
NO	Stickstoffmonoxid
OTC	Over the counter, Selbstmedikation
PDE	Phosphodiesterase
PGP	P-Glykoprotein
PTA	Pharmazeutisch-technische(r) Assistent(in)
QMS	Qualitätsmanagement-System
TSH	Thyreoidea-stimulierendes Hormon, Thyreotropin

1 Wie Interaktionen entstehen und wie man damit umgeht

Arzneimittel können über ganz verschiedene Mechanismen miteinander interagieren. Dadurch kann sich die Wirkung verstärken oder abschwächen. Außerdem können auch Nebenwirkungen in einem stärkeren Maß auftreten. In einigen Fällen führen Interaktionen zu schwerwiegenden gesundheitlichen Folgen oder enden sogar tödlich. Allerdings sind nicht alle Wechselwirkungen unerwünscht, sondern in einigen Fällen sogar beabsichtigt.

In der Praxis ist es vor allem wichtig zu wissen, dass nicht alle Wechselwirkungen im gleichen Maß relevant sind und manche nur bei bestimmten Risikokonstellationen Auswirkungen haben. Die Klassifikation der ABDA-Datenbank hilft, wichtige und weniger wichtige Interaktionen zu unterscheiden.

Nur in wenigen Fällen ist es tatsächlich nötig, auf einen der interagierenden Arzneistoffe vollständig zu verzichten. Häufig lassen sich Probleme durch bestimmte Maßnahmen wie eine zeitliche Trennung der Einnahme oder die engmaschigere Überwachung des Patienten gut beherrschen. Entsprechende Hinweise gibt das Interaktionen-Modul der ABDA-Datenbank.

In der Apotheke ist es wichtig, dass alle Mitarbeiter des Apothekenteams bei Interaktionen gleich vorgehen. Das betrifft nicht nur die Maßnahmen, um mögliche Wechselwirkungen zu erkennen, sondern vor allem auch die Konsequenzen, die aus den entdeckten Interaktionen gezogen werden. Entsprechende Vereinbarungen lassen sich etwa im Rahmen eines Qualitätsmanagement-Systems (QMS) treffen.

Bei der Beratung zu Interaktionen sollten Sie beachten, dass Wechselwirkungen nicht nur mit verschreibungspflichtigen Präparaten, sondern auch mit OTC-Mitteln, pflanzlichen Arzneimitteln, Lebens- und Genussmitteln sowie Vitamin- und Mineralstofftabletten auftreten können. Deshalb lohnt es sich, Kunden gezielt auch nach der Einnahme von Nahrungsergänzungsmitteln aus dem Supermarkt oder der Drogerie zu fragen.

1.1 Mechanismen von Interaktionen

Wechselwirkungen können grundsätzlich auf zwei Ebenen entstehen: der pharmakodynamischen und der pharmakokinetischen. Bei pharmakodynamischen Interaktionen beeinflussen sich zwei Arzneistoffe im Hinblick auf ihre Wirkung, etwa die Bindung an Rezeptoren. Pharmakokinetische Interaktionen entstehen dagegen bei der Resorption, Verteilung, Metabolisierung oder Ausscheidung.

Pharmakodynamische Wechselwirkungen

Bei Interaktionen auf der Ebene der Pharmakodynamik können sich zwei Wirkstoffe direkt oder indirekt in ihrer Wirkung beeinflussen. Verstärken sich die Wirkstoffe gegenseitig, spricht man von Synergismus (Abb. 1.1). Bei einem Antagonismus wird die Wirkung dagegen abgeschwächt.

Ein Beispiel für einen Synergismus ist etwa die Interaktion zwischen oralen Antikoagulanzien und Acetylsalicylsäure: Die Substanzen greifen an verschiedenen Zielstrukturen in die Blutgerinnung ein und verstärken sich gegenseitig in ihrer Wirkung. Dadurch wird die Blutgerinnung stärker gehemmt als bei Verwendung nur einer Substanz.

Über synergistische Mechanismen können auch Nebenwirkungen zunehmen. So können etwa Glucocorticoide die schleimhautschädigende Wirkung von nichtsteroidalen Antiphlogistika verstärken oder die Kombination von Erythromycin und Levofloxacin die QT-Zeit verlängern und Herzrhythmusstörungen auslösen. Auch das Serotonin-Syndrom entsteht in manchen Fällen durch die synergistische Wirkung von Arzneistoffen, die den Stoffwechsel des Neurotransmitters beeinflussen. Aus diesem Grund dürfen etwa MAO-Hemmer nicht mit Serotonin-Reuptake-Hemmern kombiniert werden.

Wichtige Arzneistoffe, die die QT-Zeit verlängern können (Auswahl)

- Amiodaron
- Sotalol
- Clarithromycin
- Erythromycin
- Domperidon
- Terfenadin
- Halofantrin
- Haloperidol
- Levomethadon

Bei direkten Antagonisten binden die Wirkstoffe an den gleichen Rezeptor, haben aber die entgegengesetzte Wirkung. Das ist etwa bei der Kombination von Betablockern und Betasympathomimetika der Fall: Substanzen wie Propranolol oder Metoprolol blockieren den Rezeptor, den die Betasympathomimetika aktivieren. Eine antagonistische Wirkung kann jedoch auch entstehen, wenn Arzneistoffe an verschiedenen Stellen angreifen und entgegengesetzte Effekte auf den gleichen Regelkreis ausüben. So konkurrieren etwa Glucocorticoide bei längerfristiger höherer Dosierung nicht direkt mit oralen Antidiabetika um Rezeptoren oder andere Zielstrukturen, doch beeinflussen beide Substanzen über verschiedene Wege in entgegengesetzter Richtung den Blutzuckerspiegel. In der Folge schwächen die Glucocorticoide die Wirkung der Antidiabetika ab.

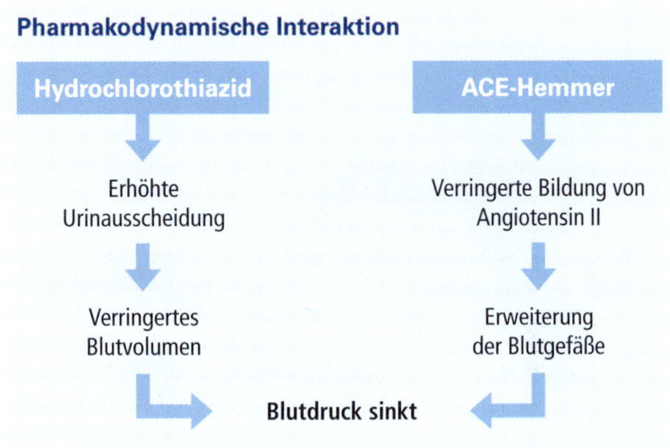

Abb. 1.1 Thiazid-Diuretika und ACE-Hemmer verstärken sich gegenseitig in der Wirkung auf den Blutdruck und wirken so synergistisch.

Pharmakokinetische Wechselwirkungen bei der Resorption

Bereits bei der Aufnahme in den Körper können Interaktionen über verschiedene Mechanismen entstehen. Dazu gehören etwa Veränderungen des pH-Wertes oder die Bildung von Komplexen.

Wenn Arzneistoffe über passive Diffusion aufgenommen werden, müssen sie in der Regel als ungeladene Substanzen vorliegen, um die Lipidschichten der Zellmembranen durchdringen zu können. Deshalb ist ein bestimmter pH-Wert im Magen notwendig. Das ist etwa bei Ketoconazol der Fall, das einen sehr sauren pH-Wert benötigt. Werden gleichzeitig Arzneistoffe eingenommen, die den pH-Wert erhöhen (z. B. Antazida oder H_2-Blocker wie Ranitidin), sinkt die Resorption und damit die Bioverfügbarkeit des Antimykotikums.

Einige Substanzen können auch Komplexe mit Arzneistoffen bilden und dadurch die Resorption behindern (Abb. 1.3). Dazu gehören etwa mehrwertige Kationen, Anionenaustauscherharze (z. B. Colestyramin) oder Aktivkohle. So senkt die gleichzeitige Einnahme von Eisensalzen die Aufnahme von Tetrazyklinen. Auch Interaktionen mit einigen Nahrungsmittelbestandteilen beruhen auf der Bildung von Komplexen: Dazu gehören etwa Interaktionen mit Gerbstoffen (etwa in schwarzem Tee) oder mit Calciumionen in Milch und Milchprodukten (▸ Kap. 3.1). Diese Wechselwirkung lässt sich vermeiden, wenn die Einnahme der Interaktionspartner zeitlich getrennt wird.

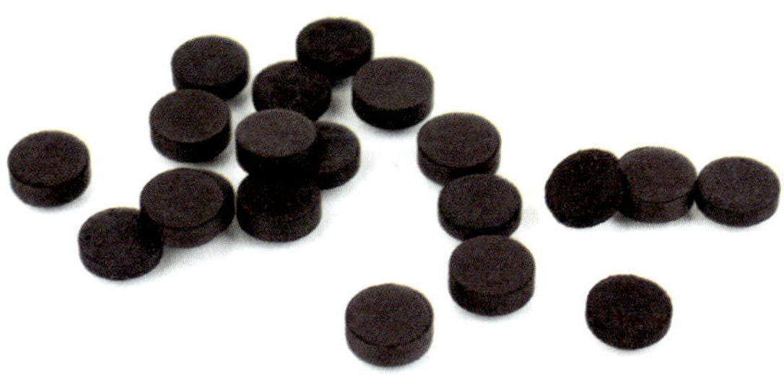

Abb. 1.2 Durch Wechselwirkungen mit anderen Substanzen kann die Resorption von Arzneistoffen behindert werden. Ein solcher Mechanismus tritt etwa bei der gleichzeitigen Einnahme von Aktivkohle auf. © Africa Studio – Fotolia.com

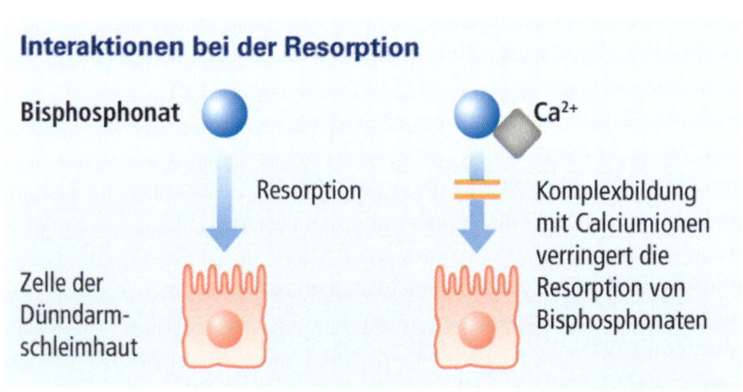

Abb. 1.3 Die pharmakokinetische Wechselwirkung zwischen Bisphosphonaten und Calciumionen entsteht auf der Ebene der Resorption: Die mehrwertigen Kationen bilden Komplexe mit dem Osteoporose-Mittel und behindern so dessen Aufnahme in den Körper.

Arzneistoffe, die die Motilität des Magen-Darm-Trakts verändern, können ebenfalls für Wechselwirkungen sorgen. Das gilt etwa für das Prokinetikum Metoclopramid, das die Magen-Darm-Passage beschleunigt. Dadurch können sich Wechselwirkungen mit Arzneistoffen ergeben, die nur in einem kurzen Bereich des Dünndarms überhaupt resorbiert werden können. Dieser Mechanismus liegt vermutlich der Wechselwirkung zwischen Metoclopramid und dem Malariamittel Atovaquon zugrunde. Umgekehrt kann Metoclopramid aber auch die Resorption von Arzneistoffen erhöhen. So wurde bei der gleichzeitigen Gabe mit dem Immunsuppressivum Ciclosporin eine erhöhte Bioverfügbarkeit festgestellt, die wahrscheinlich auf die beschleunigte Magenentleerung durch Metoclopramid zurückzuführen ist.

Pharmakokinetische Wechselwirkungen bei der Verteilung

Interaktionen können auch auf der Ebene der Verteilung entstehen. Nach der Resorption verteilt sich ein Wirkstoff je nach physikalischen Eigenschaften in verschiedene Gewebe sowie den Blutkreislauf. Im Blut liegt der Wirkstoff teilweise in freier Form vor, teilweise bindet er aber auch an Plasmaproteine wie Albumin. Nur der Anteil des Wirkstoffs, der frei und nicht an Plasmaproteine gebunden ist, kann wirken, indem er etwa an Rezeptoren bindet oder Enzyme beeinflusst.

Die jeweilige Affinität zu Plasmaproteinen und damit auch das Ausmaß der Plasmaproteinbindung unterscheidet sich von Arzneistoff zu Arzneistoff. Deshalb kann es vorkommen, dass ein Arzneistoff einen anderen aus der Plasmabindung verdrängt und damit der andere Wirkstoff zu einem höheren Anteil frei im Blut vorliegt (Abb. 1.4). Dadurch kann die Wirksamkeit dieses Arzneistoffs theoretisch zunehmen. Dieses Phänomen wird etwa bei der Interaktion zwischen Tetrazyklinen und Antidiabetika beobachtet.

Man weiß inzwischen, dass die Verdrängung aus der Plasmaproteinbindung als alleiniger Interaktionsmechanismus in der Praxis meist keine prominente Rolle spielt. Der höhere Anteil an freiem Wirkstoff führt in der Regel auch zu einer verstärkten Elimination, so dass meist keine schwerwiegenden Konsequenzen entstehen, wenn Wechselwirkungen nur auf dieser Ebene auftreten.

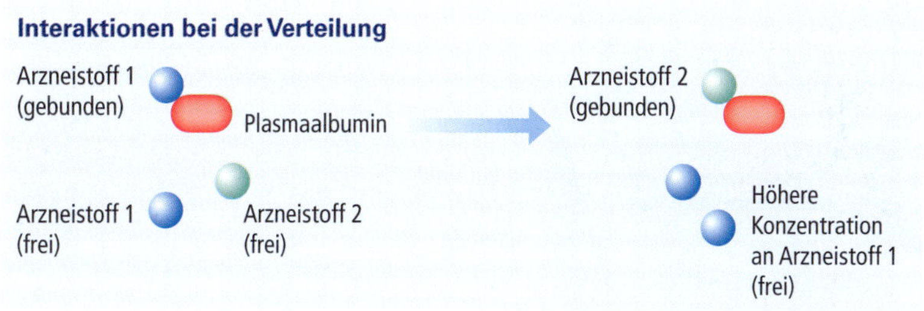

Abb. 1.4 Die Verdrängung aus der Plasmaproteinbindung erhöht den freien Anteil des Wirkstoffes im Blut.

Pharmakokinetische Wechselwirkungen bei der Metabolisierung

Zu den häufigsten und wichtigsten Interaktionsmechanismen gehört die Beeinflussung der Aktivität von Enzymen. Das Cytochrom-P-450-(CYP) Enzymsystem ist eins der wichtigsten Metabolisierungssysteme des menschlichen Körpers. Es sind zahlreiche Isoenzyme bekannt, die mit einer Kombination von Buchstaben und Zahlen bezeichnet werden. Besonders wichtig für den Abbau von Arzneistoffen sind CYP3A4, CYP2D6, CYP2C9, CYP2C19 sowie CYP1A2. Diese Enzyme finden sich nicht nur in den Leberzellen, sondern auch im Bürstensaum der Dünndarmzellen, wo sie ihre Aktivität bereits entfalten können, bevor der Arzneistoff den systemischen Kreislauf erreicht hat (präsystemische Metabolisierung).

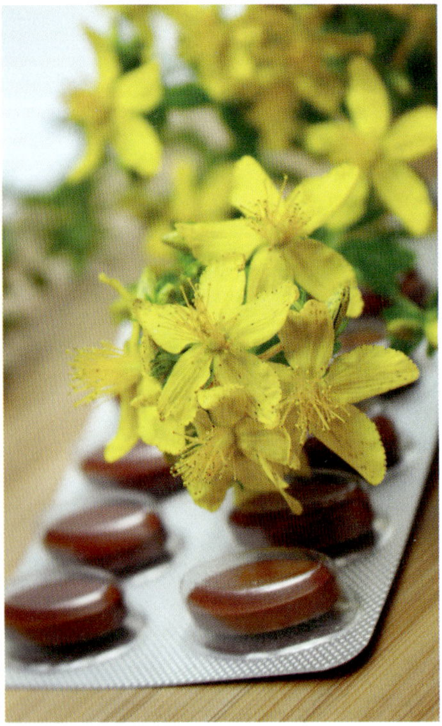

Abb. 1.5 Johanniskraut fördert die Aktivität von CYP-Enzymen und hemmt P-Glykoprotein. Auf diese Weise entstehen Wechselwirkungen bei der Metabolisierung und Verteilung von Arzneistoffen. © liveostockimages – Fotolia.com

Die meisten dieser Enzyme können in ihrer Aktivität verstärkt (induziert) oder gehemmt (inhibiert) werden. Dadurch werden andere Arzneistoffe, die über das gleiche Isoenzym verstoffwechselt werden, stärker bzw. schwächer abgebaut (○ Abb. 1.6). Wichtige Induktoren und Inhibitoren von CYP-Enzymen finden sich in □ Tab. 1.1.

Ein Beispiel für eine Enzymhemmung ist die Interaktion zwischen Ketoconazol und Simvastatin: Ketoconazol inhibiert CYP3A4, das wesentlich an der Metabolisierung von Simvastatin beteiligt ist. Dadurch steigt die Plasmakonzentration des Lipidsenkers, das Risiko für Nebenwirkungen wie Myopathien und eine Rhabdomyolyse nimmt zu (▸ Kap. 2.24).

Eine Enzyminduktion liegt dagegen bei der Wechselwirkung zwischen Rifampicin und verschiedenen HIV-Proteasehemmern wie Indinavir vor: Rifampicin induziert CYP3A4, so dass Indinavir schneller metabolisiert wird. Dadurch sinkt die antiretrovirale Wirksamkeit.

Bei Arzneistoffen, die durch die Metabolisierung erst in ihre Wirkform überführt werden (die sogenannten „Prodrugs") kann eine Enzyminhibition dazu führen, dass die Wirksamkeit ausbleibt. Eine Induktion von Enzymen sorgt dagegen für erhöhte Plasmaspiegel und womöglich vermehrte Nebenwirkungen.

Mechanismen, die zu einer Enzyminduktion führen, treten meist erst nach einigen Tagen auf und klingen langsam wieder ab (über Tage bis Wochen). Im Gegensatz dazu tritt eine Enzymhemmung meist deutlich schneller auf und bildet sich nach dem Absetzen des betreffenden Arzneistoffs rasch wieder zurück.

Interaktionen auf der Ebene von Enzyminduktion oder -inhibition entstehen nicht nur mit chemisch-synthetischen Arzneistoffen: So ist das Phytopharmakon Johanniskraut ein Induktor von CYP3A4 und kann die

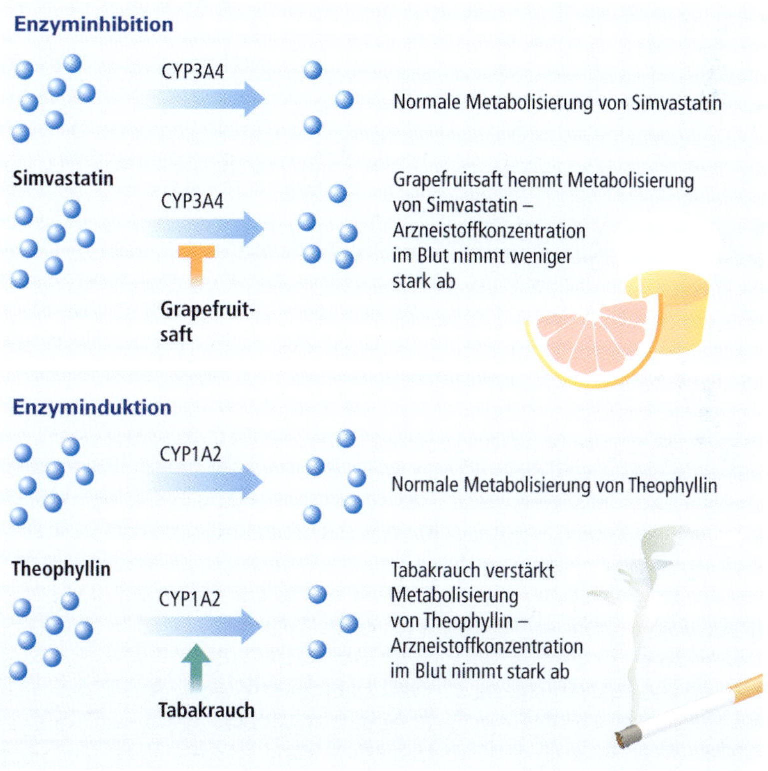

Abb. 1.6 Interaktionen durch Enzyminhibition oder Enzyminduktion beeinflussen die Plasmakonzentration von Arzneistoffen.

Wirksamkeit von zahlreichen anderen Wirkstoffen beeinträchtigen. Auch Nahrungs- und Genussmittel beeinflussen die Enzymaktivität: Tabakrauch induziert CYP1A2, während Grapefruitsaft CYP3A4 inhibiert. Daraus können klinisch relevante Wechselwirkungen resultieren. Bei Tabakrauch sind etwa die Plasmaspiegel von Clozapin oder Theophyllin betroffen, bei Grapefruitsaft die Blutkonzentrationen von Calciumantagonisten oder einigen Statinen.

Tab. 1.1 Beispiele für Induktoren und Inhibitoren von wichtigen CYP-Isoenzymen (Auswahl)

CYP-Isoenzym	Induktor	Inhibitor
CYP3A4	Phenytoin Johanniskraut	Ritonavir Grapefruitsaft
CYP2D6	–	Fluoxetin Chinidin
CYP2C9	Rifampicin Barbiturate	Fluconazol Amiodaron
CYP2C19	Carbamazepin	Fluvoxamin Topiramat
CYP1A2	Tabakrauch Omeprazol	Ciprofloxacin Ticlopidin

Pharmakokinetische Wechselwirkungen bei der Elimination

Viele Arzneistoffe werden zu einem erheblichen Teil über die Niere ausgeschieden. Bei diesem Vorgang können durch verschiedene Mechanismen Interaktionen entstehen.

Ein möglicher Mechanismus von Interaktionen bei der renalen Elimination sind die Veränderungen des pH-Wertes im Urin, die zu einem veränderten Ionisierungsgrad führen und damit die Ausscheidung von Substanzen beeinflussen, die aus den Nierentubuli passiv rückresorbiert werden können. In der Praxis spielt diese Form der Wechselwirkung jedoch nur eine geringere Rolle.

Deutlich häufiger entstehen Interaktionen durch Veränderungen des renalen Blutflusses. So hemmen nichtsteroidale Antiphlogistika wie Acetylsalicylsäure die Bildung von Prostaglandinen und setzen dadurch auch den Blutfluss in der Niere herab. Dadurch werden Lithiumsalze in geringerem Ausmaß ausgeschieden, die Toxizität steigt an (Abb. 1.7).

Einige Arzneistoffe werden zur Ausscheidung über den Urin aktiv in die Tubuli der Niere sezerniert. Dabei kann es zu einer Konkurrenzsituation kommen, wenn zwei verschiedene Arzneistoffe über den gleichen Transporter ausgeschieden werden. Das ist etwa bei Probenecid der Fall, das über den gleichen Anionentransporter wie Methotrexat eliminiert wird und auf diesem Weg die Ausscheidung des Rheumamittels behindern kann.

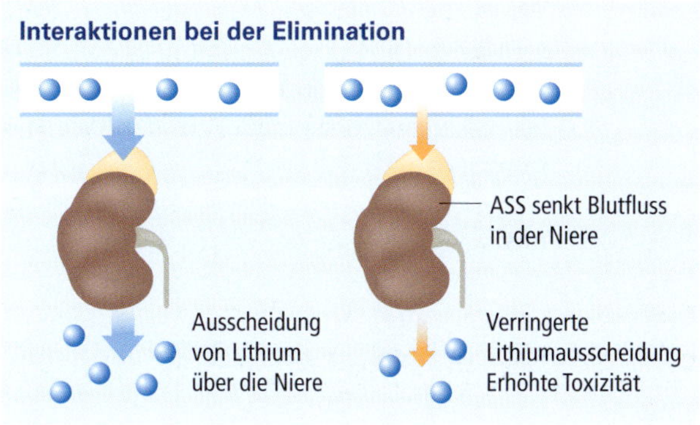

Abb. 1.7 Acetylsalicylsäure senkt den Blutfluss in der Niere und verringert damit die Ausscheidung von Lithiumsalzen. Dadurch steigen die Plasmaspiegel und das Risiko für Nebenwirkungen.

Wenn nephrotoxische Arzneistoffe die Leistungsfähigkeit der Niere und damit die glomeruläre Filtrationsrate beeinflussen, nimmt auch die Eliminationsleistung der Niere für andere Arzneistoffe ab. Auf diesem Weg kann etwa eine Interaktion zwischen Aminoglykosiden und Digoxin entstehen.

Auch wenn Arzneistoffe nicht über die Niere, sondern über Leber und Galle ausgeschieden werden, können Interaktionen auftreten. Das ist etwa dann der Fall, wenn die metabolisierten Arzneistoffe im Dickdarm durch die Darmflora gespalten und erneut resorbiert werden. Wird dieser enterohepatische Kreislauf etwa durch bestimmte Antibiotika unterbrochen, die Bakterien im Dickdarm schädigen, resultieren niedrigere Plasmaspiegel des eingenommenen Arzneistoffs. Vermutlich kommt die Interaktion zwischen hormonellen Kontrazeptiva und einigen Antibiotika auf diese Weise zustande (▸Kap. 3.2).

Pharmakokinetische Interaktionen durch Beeinflussung von P-Glykoprotein

P-Glykoprotein ist ein Transportprotein in Zellmembranen, das für die Ausschleusung von Arzneistoffen aus der Zelle zuständig ist. Das Transportprotein findet sich in verschiedenen Organen und Geweben, etwa dem Schleimhautepithel von Dick- und Dünndarm, in Leber- und Nierenzellen. Eine wichtige Rolle spielt P-Glykoprotein auch in den Endothelzellen der Blutgefäße im Gehirn: Das Transportprotein kann Wirkstoffe aktiv aus den

Zellen ausschleusen und damit die Verteilung in das zentrale Nervensystem verhindern. P-Glykoprotein bildet damit einen Teil der Blut-Hirn-Schranke. Die Aktivität von P-Glykoprotein ist so bei vielen pharmakokinetischen Prozessen bedeutsam, etwa bei der Resorption, der Verteilung und der Elimination.

Bei der Entstehung von Wechselwirkungen kann P-Glykoprotein ebenfalls beteiligt sein, weil das Transportprotein wie die CYP-Enzyme inhibiert oder induziert werden kann. Arzneistoffe wie Johanniskraut oder Phenytoin können die Aktivität von P-Glykoprotein steigern, während beispielsweise Ketoconazol oder Felodipin Inhibitoren des Transportprotein sind. Dadurch verändert sich die Bioverfügbarkeit und die Wirksamkeit von P-Glykoprotein-Substraten. Dazu gehören Wirkstoffe wie Ciclosporin oder auch verschiedene Zytostatika (Tab. 1.2).

Tab. 1.2 Arzneistoffe mit Einfluss auf P-Glykoprotein (Auswahl)

Substrat	Inhibitor	Induktor
Carvedilol	Chinidin/Chinin	Dexamethason
Verapamil	Ketoconazol	Doxorubicin
Digoxin	Nitrendipin	Johanniskraut
Loperamid	Indinavir	Phenobarbital
Ciclosporin	Clarithromycin	Vinblastin

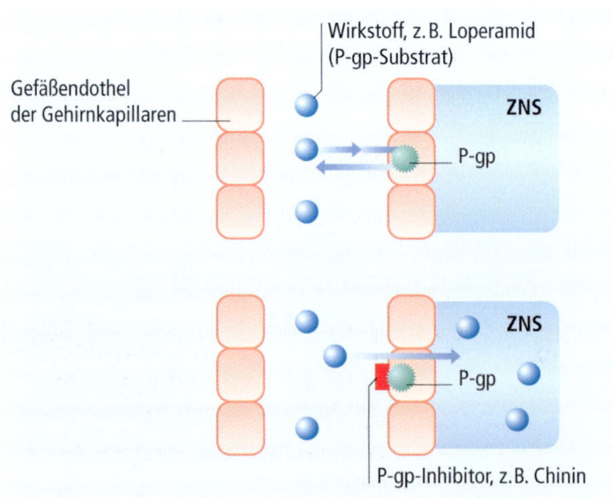

Abb. 1.8 Chinin hemmt P-Glykoprotein und sorgt auf diesem Weg dafür, dass Loperamid zentrale Wirkungen entfaltet.

So beruht etwa die Wechselwirkung zwischen Chinin und Loperamid auf der Beeinflussung von P-Glykoprotein: Im Normalfall ist Loperamid nicht in relevantem Maß zentral wirksam, da P-Glykoprotein den Arzneistoff effektiv aus dem zentralen Nervensystem entfernen kann. Wird allerdings zeitgleich ein Inhibitor von P-Glykoprotein gegeben (etwa Chinin), funktioniert dieser Mechanismus nicht mehr ausreichend und Loperamid kann in das zentrale Nervensystem gelangen. Dadurch kann etwa eine Atemdepression entstehen (○ Abb. 1.8). Es sind Fälle bekannt geworden, bei denen die Kombination von Chinin und Loperamid missbräuchlich verwendet wurde, um die Opioidwirkung von Loperamid im zentralen Nervensystem auszunutzen.

Umgekehrt kann die Induktion von P-Glykoprotein die Wirksamkeit der Arzneimitteltherapie beeinträchtigen. Johanniskraut als Induktor von P-Glykoprotein kann so dazu führen, dass das Antikoagulans Dabigatran schneller eliminiert wird und so keine ausreichende Hemmung der Blutgerinnung stattfindet.

Erwünschte Wechselwirkungen

Interaktionen sind übrigens nicht immer unerwünscht: In einigen Fällen werden Wechselwirkungsmechanismen auch gezielt genutzt, um eine verstärkte Wirkung der Arzneimittel zu erreichen (□ Tab. 1.3).

Auf pharmakodynamischer Ebene spielt das etwa bei der Nachbehandlung eines Herzinfarkts eine Rolle: Durch die Kombination von Acetylsalicylsäure und Clopidogrel wird die Thrombozytenaggregation stärker gehemmt als bei der Gabe nur eines Arzneistoffes. Auch die Kombination von mehreren blutdrucksenkenden Substanzen wird bei der Hypertonie-Therapie eingesetzt, wenn die Monotherapie nicht ausreichend wirkt. Bei der Behandlung des Typ-2-Diabetes mit mehreren oralen Antidiabetika wird der Blutzuckerspiegel stärker gesenkt als bei der Gabe eines einzigen antidiabetischen Arzneistoffs.

Ein Beispiel für eine erwünschte pharmakokinetische Interaktion ist die „Boosterung“ durch Ritonavir bei der HIV-Therapie: Der Proteasehemmer ist ein starker Inhibitor von CYP3A4 und hemmt damit den Abbau von an-

Tab. 1.3 Beispiele für erwünschte Interaktionsmechanismen

Arzneistoffkombination	Effekt
ASS/Clopidogrel	Verstärkte Hemmung der Thrombozytenaggregation (erwünscht bei der Nachbehandlung eines Herzinfarkts)
Bisoprolol/Hydrochlorothiazid	Verstärkte Blutdrucksenkung (erwünscht, wenn Monotherapie nicht ausreicht)
Ritonavir/Lopinavir	Ritonavir hemmt den Abbau von Lopinavir und ermöglicht so eine niedrigere Dosierung in der HIV-Therapie.

deren HIV-Therapeutika. Dadurch lässt sich die Dosis verringern. Früher wurde auch therapeutisch ausgenutzt, dass Probenecid die Elimination von Penicillinen verringert und damit deren Plasmaspiegel erhöht.

Bei der Therapie von Vergiftungen werden antagonistische Wirkungen ebenfalls gezielt genutzt. So sorgt etwa Vitamin K dafür, dass orale Antikoagulanzien wie Phenprocoumon ihre hemmende Wirkung auf die Blutgerinnung nicht mehr entfalten können. Die Resorptionshemmung durch Aktivkohle wird bei Intoxikationen ebenfalls therapeutisch eingesetzt.

Das Wichtigste in Kürze

- Interaktionen können auf pharmakodynamischer oder pharmakokinetischer Ebene entstehen.
- Mögliche Folgen sind eine schwächere oder fehlende Wirksamkeit sowie vermehrte Nebenwirkungen.
- Wichtige pharmakokinetische Interaktionen betreffen die Induktion oder Inhibition von CYP-Enzymen.
- Auch die Beeinflussung von Transportproteinen wie P-Glykoprotein kann zu Wechselwirkungen führen.
- In einigen Fällen werden Interaktionen auch therapeutisch genutzt.

1.2 Modul Interaktionen der ABDA-Datenbank

Für die Arbeit in der Apotheke liefert das Modul „Interaktionen" der ABDA-Datenbank viele wichtige Hinweise. Die Daten aus dem Modul sind in die gängigen Warenwirtschaftssysteme integriert und stehen so unmittelbar bei der Arzneimittelabgabe zur Verfügung. Im Vergleich zu den Fachinformationen und den Gebrauchsinformationen sind mögliche Wechselwirkungen zusätzlich bewertet. Wie diese Informationen angezeigt werden und welche Einstellungsmöglichkeiten bestehen, ist bei den einzelnen Programmen unterschiedlich gelöst. Es lohnt sich, sich mit den Möglichkeiten des eigenen Warenwirtschaftssystems zu beschäftigen, um die Informationen des Interaktionen-Moduls umfassend nutzen zu können. Hinterlegt sind nicht nur Angaben für Arzneimittel, sondern auch für Nahrungsergänzungsmittel, pflanzliche Stoffe sowie Nahrungs- und Genussmittel (etwa Milchprodukte, Grapefruitsaft oder Rauchen). Wenn es sinnvoll und möglich ist, werden die Informationen zu einzelnen Wirkstoffen in gemeinsamen Interaktionsmonographien für die gesamte Arzneistoffgruppe zusammengefasst.

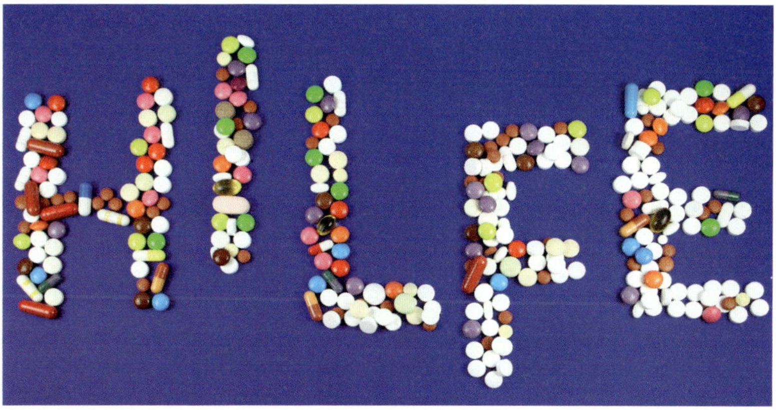

Abb. 1.9 Die Beurteilung von möglichen Interaktionen ist nicht immer einfach. Ein gutes Hilfsmittel ist das Interaktionsmodul der ABDA-Datenbank. © Gina Sanders – Fotolia.com

Aufbau der Interaktionsmonographien

Bei Interaktionsmeldungen wird in der Regel zuerst eine Schnellinformation angezeigt. Hier finden sich Informationen zu den interagierenden Arzneistoffgruppen, die Klassifikation der Interaktion, der Kenntnisstand im Hinblick auf den Mechanismus (z. B. „noch nicht vollständig geklärt") sowie eine Kurzbeschreibung des Effektes. Diese Schnellinformation soll einen ersten Überblick über die Relevanz der Wechselwirkung geben.

In der ausführlichen Interaktionsmonographie finden sich weitere detaillierte Angaben. So wird etwa bei den verschiedenen Wirkstoffen einer Arzneistoffgruppe unterschieden, ob die Interaktion tatsächlich bereits in der Literatur beschrieben wurde oder ob sie aufgrund der pharmakologischen Eigenschaften erwartet werden muss. Auch ob einzelne Wirkstoffe einer Arzneistoffgruppe die spezielle Interaktion nicht eingehen, lässt sich hier nachlesen. So betrifft die Interaktion mit Azol-Antimykotika etwa nur diejenigen Statine, die über CYP3A4 verstoffwechselt werden. Ebenfalls finden sich Angaben, ob die Interaktionen nur bei peroraler Gabe oder auch bei anderen Anwendungsformen, etwa in Form von Augentropfen oder bei dermaler Anwendung, relevant sind.

Der pharmakologische Effekt und der Mechanismus der Interaktion werden genauer beschrieben. Ein Schwerpunkt liegt auf den notwendigen Maßnahmen, zu denen sich detaillierte Angaben finden. Dazu gehören etwa auch Informationen über Patientengruppen, bei denen ein besonders hohes Risiko für die Wechselwirkung und deren Folgen besteht. Zu jeder Interaktionsmonographie gibt es auch eine ausführliche Literaturliste, die die Grundlage für die Daten in der jeweiligen Monographie bildet. Dabei werden neben den Fachinformationen und weiteren Informationen der Hersteller auch Übersichtsarbeiten, klinische Studien und Publikationen zu in-vitro-Versuchen berücksichtigt.

ABDA-Klassifikation der Interaktionen

Nicht jede mögliche Interaktion ist tatsächlich klinisch relevant. Auch sind Maßnahmen nicht in jedem Fall erforderlich. Deshalb liefert die ABDA-Datenbank auch entsprechende Hinweise, um in der Praxis souverän mit den Interaktionsmeldungen umgehen zu können.

Ursprünglich wurden in der ABDA-Datenbank die Interaktionen in reine Schweregrade unterteilt. Dabei gab es die Kategorien schwerwiegend, mittelschwer, geringfügig, unbedeutend und Fremdangaben. Diese Einteilung machte es in der Praxis jedoch nicht einfach, schnell die mögliche Relevanz abschätzen zu können. 2009 wurde deshalb eine neue Klassifikation mit sechs Kategorien eingeführt, die sich nicht ausschließlich am Schweregrad, sondern vor allem an den notwendigen Maßnahmen orientieren. So ist es inzwischen international üblich. Für jede Kategorie werden in den Monographien nicht nur der Mechanismus und mögliche Konsequenzen angegeben, sondern auch praktische Empfehlungen, wie mit der Interaktion umzugehen ist. Diese Klassifikation wurde im Juli 2013 abermals erweitert und umfasst derzeit acht Kategorien (Tab. 1.4).

Neu hinzugekommen ist die Kategorie „Schwerwiegende Folgen wahrscheinlich – in bestimmten Fällen kontraindiziert". Dadurch lassen sich patientenindividuelle Risikofaktoren mit in die Beurteilung der Interaktion einbeziehen. Ebenfalls neu ist die Kategorie „Gleichzeitige Anwendung nicht empfohlen". Hier werden Interaktionen erfasst, deren Auswirkungen häufig unkalkulierbar oder schwer zu überwachen sind. Deshalb wird dazu geraten, die jeweilige Kombination möglichst zu vermeiden. Allerdings ist die gemeinsame Anwendung nicht streng kontraindiziert.

Tab. 1.4 Klassifikationssystem des Moduls Interaktionen in der ABDA-Datenbank. Der Schweregrad der Interaktionen nimmt von oben nach unten ab.

Klassifikation	Definition	Beispiel für Wechselwirkung
Schwerwiegende Folgen wahrscheinlich – kontraindiziert	Keine gleichzeitige Anwendung, weil schwerwiegende Folgen dokumentiert sind	Simvastatin – Clarithromycin (Gefahr von Muskelschäden und Nierenversagen)
Schwerwiegende Folgen wahrscheinlich – in bestimmten Fällen kontraindiziert	Keine gleichzeitige Anwendung, wenn bestimmte Risikofaktoren vorliegen	Aliskiren – ACE-Hemmer (erhöhtes Risiko für Schäden an Kreislauf und Niere bei Patienten mit Diabetes oder Niereninsuffizienz)
Schwerwiegende Folgen möglich – vorsichtshalber kontraindiziert	Keine gleichzeitige Anwendung, weil schwerwiegende Folgen erwartet werden	Omeprazol – Clopidogrel (klinische Relevanz nicht sicher, mögliche Folgen sind aber schwerwiegend, unter Umständen kein Schutz vor erneutem Herzinfarkt)
Gleichzeitige Anwendung nicht empfohlen	Gleichzeitige Anwendung möglichst vermeiden	Betablocker – Clonidin (Kombination wegen Nebenwirkungen nicht empfohlen, in Einzelfällen aber möglich, dann sorgfältige Überwachung nötig)
Überwachung beziehungsweise Anpassung nötig	In jedem Fall sind Maßnahmen notwendig	Diclofenac – Prednison (auf Anzeichen von Magen-Darm-Blutungen achten, bei bestimmten Patientengruppen zusätzlicher Schutz, etwa durch Protonenpumpen-hemmer)
In bestimmten Fällen Überwachung beziehungsweise Anpassung nötig	Bei bestimmten Risikofaktoren sind Maßnahmen notwendig	Herzglykoside – antiresorptive Laxanzien (stärke toxische Effekte bei Laxanzien-Abusus mit Elektrolytverlusten)
Vorsichtshalber überwachen	Die Beobachtung bestimmter Parameter wird empfohlen	Phenprocoumon – Citalopram (in Einzelfällen Verlängerung der Blutungsdauer)
In der Regel keine Maßnahmen notwendig	Außer einer sorgfältigen Therapieüberwachung sind in den meisten Fällen keine weiteren Maßnahmen nötig	Ibuprofen – Levofloxacin (erhöhtes Risiko für Krampfanfälle, aber Gyrasehemmer sind sowieso bei erhöhter Krampfbereit-schaft kontraindiziert)

Kontraindiziert aufgrund schwerwiegender Folgen

Wechselwirkungen werden in diese Kategorie eingestuft, wenn aus der Literatur bekannt ist, dass bei gleichzeitiger Anwendung wahrscheinlich schwerwiegende Folgen auftreten können. Schwerwiegend bedeutet in diesem Fall, dass der Patient bleibende Gesundheitsschäden erleiden kann oder sogar lebensbedrohliche Effekte auftreten. Nicht in allen Fällen lässt sich jedoch die Relevanz einer Interaktion aus der Literatur eindeutig ableiten. Diese Unsicherheit fließt in die ABDA-Klassifikation mit ein. So unterscheidet die Klassifikation bei den schwerwiegenden Interaktionen etwa, ob negative Folgen tatsächlich aufgetreten sind (Kategorie „Schwerwiegende Folgen wahrscheinlich") oder ob man aus theoretischen Überlegungen heraus mit schwerwiegenden unerwünschten Effekten rechnen muss (Kategorie „Schwerwiegende Folgen möglich"). So gibt es etwa zahlreiche dokumentierte Fälle von schweren Nebenwirkungen, wenn Simvastatin mit Clarithromycin kombiniert wurde. Im Gegensatz dazu ist es in der Fachwelt umstritten, wie relevant die Wechselwirkung zwischen Omeprazol und Clopidogrel tatsächlich ist. Aus Sicherheitsgründen gilt die Kombination jedoch auch als kontraindiziert, weil für den Patienten im Ernstfall schwerwiegende Konsequenzen entstehen können.

Kombinationen aus den Kategorien „Kontraindiziert" sind üblicherweise auch in den Fachinformationen unter der Überschrift „Gegenanzeigen" aufgeführt. Das hat zur Folge, dass der Hersteller nicht für eventuelle Schäden haftet, wenn der Arzt sich dennoch für die gleichzeitige Anwendung entscheidet. Bei Kombinationen aus der Kategorie „Gleichzeitige Anwendung nicht empfohlen" finden sich meist zwar entsprechende Hinweise in der Fachinformation, doch ist bei gründlicher Abwägung von Nutzen und Risiken eine gleichzeitige Anwendung im Rahmen der Zulassung möglich. Das ist etwa bei der Kombination von Betablockern und α_2-Agonisten der Fall.

In bestimmten Fällen

Gleichzeitig berücksichtigt das Interaktionen-Modul auch, dass einige Wechselwirkungen nicht bei allen Patienten die gleichen Folgen haben. Aus diesem Grund gibt es einige Schweregrade, die das Gefährdungspotenzial bei bestimmten Risikofaktoren beschreiben. Solche Risikofaktoren können etwa eine Niereninsuffizienz oder ein Diabetes mellitus sein, aber auch eine hohe Dosierung oder eine längere Therapiedauer. So tritt etwa eine Immunsuppression bei der Therapie mit Glucocorticoiden in der Regel nur bei längerer Einnahme auf – deshalb ist die Interaktion mit Lebendimpfstoffen nicht immer relevant.

Überwachung und andere Maßnahmen

Die ABDA-Datenbank klassifiziert die Interaktionen nicht nur, sondern rät auch zu bestimmten Maßnahmen. Das können etwa eine Dosisanpassung sein, aber auch die regelmäßige Kontrolle von Blutbild, Plasmaspiegeln oder Körperfunktionen sein (etwa Blutdruckmessung oder EKG). In der Apothekenpraxis kann sich daraus auch die Empfehlung ableiten, bestimmte Arzneistoffe nur mit einem zeitlichen Abstand einzunehmen, etwa im Fall von Bisphosphonaten und mehrwertigen Kationen.

Der Vorsicht halber

In die Kategorie „Vorsichtshalber überwachen" fallen solche Wechselwirkungen, die zwar theoretisch möglich sind, die aber in der Praxis meist nicht auftreten und bei denen keine schweren Konsequenzen zu erwarten sind. So wird in dieser Kategorie eine Wechselwirkung von Metformin und Diclofenac beschrieben: Nicht-steroidale Antiphlogistika können die Nierenfunktion verschlechtern, was das Risiko für eine Laktatazidose während einer Metformin-Therapie erhöht. Allerdings sollte die Nierenfunktion während der Behandlung mit Metformin sowieso überwacht werden und eine Laktatazidose tritt nur etwa bei 1–9 von 100 000 Patienten auf, die Metformin einnehmen. Auch Interaktionen, die bisher nur bei sehr wenigen Patienten aufgetreten sind und bei denen keine bestimmten Risikofaktoren bekannt sind, werden in diese Kategorie eingruppiert.

Der Vollständigkeit halber gibt es im Interaktionen-Modul auch eine Kategorie für Interaktionen, die zwar in Fachinformationen und Lehrbüchern aufgeführt sind, meist aber nur geringfügige Auswirkungen haben und bei denen auch keine speziellen Maßnahmen notwendig sind. Darunter fällt etwa eine möglicherweise verringerte Resorption von Digitoxin, wenn es gleichzeitig mit Phenytoin eingenommen wird. Die klinische Wirksamkeit des Herzglykosids wird meist sowieso regelmäßig durch den Arzt überwacht. Möglicherweise zu niedrige Plasmaspiegel können dann über eine entsprechende Dosisanpassung behoben werden.

Das Wichtigste in Kürze

» Die aktuelle Klassifikation des Interaktionsmoduls in der ABDA-Datenbank umfasst acht Kategorien.
» Dabei werden patientenindividuelle Risikofaktoren berücksichtigt („in bestimmten Fällen“).
» In den einzelnen Monographien finden sich Hinweise zu möglichen Mechanismen sowie zu eventuell notwendigen Maßnahmen.
» Die Daten beruhen auf zahlreichen wissenschaftlichen Publikationen, unter anderem den Fachinformationen und veröffentlichten Studien.
» Die Kategorien erlauben eine Beurteilung, ob die Wechselwirkung tatsächlich bereits aufgetreten ist oder nur aus theoretischen Überlegungen heraus aufgeführt wird.

1.3 Umgang mit Interaktionen in der Apotheke

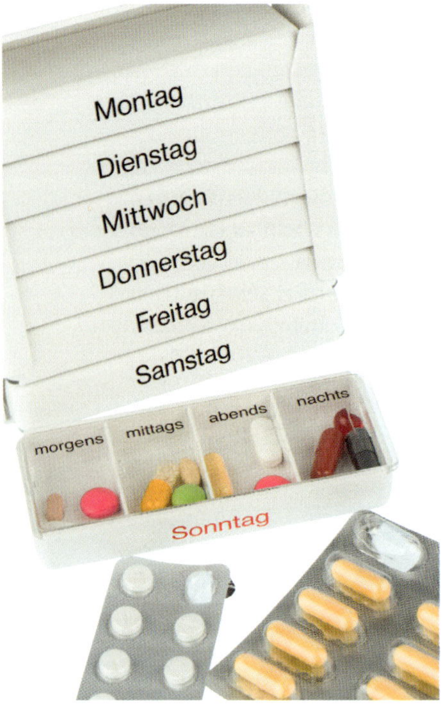

Abb. 1.10 Nimmt der Patient regelmäßig mehrere Arzneimittel gleichzeitig ein, lohnt sich ein Interaktionscheck. © Gina Sanders – Fotolia.com

Im Apothekenalltag den richtigen Umgang mit Interaktionen zu finden, ist gar nicht so leicht. Zum einen ist die Fülle der möglichen Interaktionen sehr groß. Alle im Kopf abrufbereit zu haben, ist unmöglich. Aber auch sich alle Wechselwirkungen im Warenwirtschaftssystem anzeigen zu lassen, übersteigt meist die Möglichkeiten im HV. Dazu kommt, dass nicht alle theoretisch möglichen Interaktionen bei einem konkreten Patienten auch praktisch relevant werden – das hängt unter anderem auch mit der Konstitution des Patienten, seinen Erkrankungen und der jeweiligen Dosierung der Arzneimittel zusammen. Und eine vollständige Beratung zu Wechselwirkungen ist sowieso nur möglich, wenn man alle eingenommen Arzneimittel, Nahrungsergänzungen und die Verzehrgewohnheiten des Patienten kennt – inklusive der Mittel, die er im Drogeriemarkt und bei der Konkurrenz kauft. Und Rücksprachen mit dem Arzt verlaufen in vielen Fällen für beide Seiten unbefriedigend. Für ein gutes Interaktionsmanagement in der Apotheke sollten Sie daher bereits im Vorfeld einige Überlegungen anstellen.

Das gilt übrigens für das ganze Team. Denn nur wenn Sie in Sachen Wechselwirkungen an einem Strang ziehen, können Sie auch etwas zur Sicherheit der Arzneimitteltherapie beitragen. Der Umgang mit Interaktionen ist deshalb ein gutes Thema für eine Team-Fortbildung. Auch wenn Ihre Apotheke gerade ein Qualitätsmanagement-System (QMS) einführt, gehört das Thema Wechselwirkungen mit auf die Tagesordnung.

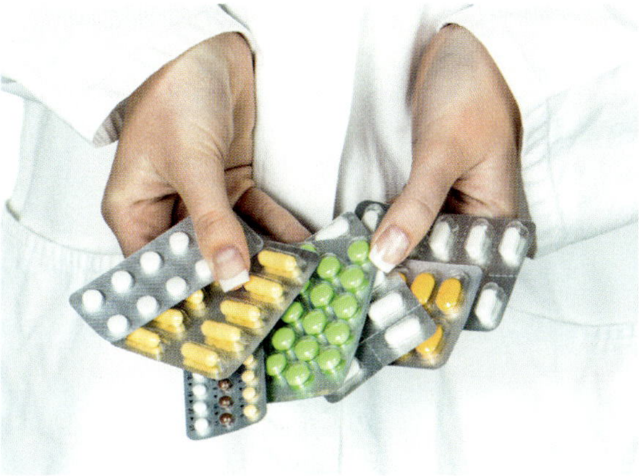

Abb. 1.11 Je mehr Arzneimittel ein Patient einnimmt, desto höher ist das Risiko für Wechselwirkungen. © Gina Sanders – Fotolia.com

Sensibilisieren für mögliche Interaktionen

Im Rahmen einer Team-Schulung lohnt es sich, Strategien für die wichtigsten und häufigsten Interaktionen festzulegen. Untersuchungen haben gezeigt, dass etwa 20 Wechselwirkungen mehr als 80 Prozent aller Interaktionsmeldungen abdecken (Tab. 1.5).
Auch sollten alle Mitarbeiter des pharmazeutischen Personals wichtige Arzneistoffe mit enger therapeutischer Breite kennen, bei denen in der Regel ein Interaktionscheck wichtig ist. Dazu gehören Arzneistoffe wie orale Antikoagulanzien, Theophyllin, Methotrexat, Herzglykoside, Antiepileptika, Antiarrhythmika und Lithiumsalze.

Aufmerksam sollte man auch bei Arzneistoffen sein, die besonders häufig Interaktionen auslösen, weil sie etwa Inhibitoren oder Induktoren von Enzymen sind. Dazu gehören etwa Makrolid-Antibiotika, Azol-Antimykotika, Johanniskraut sowie Antiepileptika wie Phenytoin oder Carbamazepin.

Tab. 1.5 Die häufigsten 20 Interaktionen (nach Scharpf 2013)

Interaktionspartner 1	Interaktionspartner 2
Nichtsteroidale Antiphlogistika	Kaliuretische Diuretika ACE-Hemmer AT_1-Antagonisten Betablocker Glucocorticoide Serotonin-Reuptake-Hemmer Thrombozytenaggregationshemmer Gyrasehemmer
Mehrwertige Kationen	Schilddrüsenhormone Bisphosphonate
Allopurinol	ACE-Hemmer
Insuline	Kardioselektive Betablocker
ASS	Ibuprofen
ACE-Hemmer	Kaliumsparende Diuretika
Betablocker	α_2-Agonisten
Orale Antikoagulanzien	Statine
Trizyklische Antidepressiva	Serotonin-Reuptake-Hemmer
Herzglykoside	Kaliuretische Diuretika
Thiazid-Diuretika	Vitamin-D-Derivate
Betablocker	Betasympathomimetika

Einstellung der Software-Meldungen

Die meisten Warenwirtschaftssysteme bieten die Möglichkeit, nur bestimmte Schweregrade von Interaktionen anzeigen zu lassen und weniger schwere Wechselwirkungen auszublenden. Das ist sinnvoll, um eine „Alarm-Übermüdung" zu vermeiden. Sonst kann es leicht passieren, dass man im Trubel vor lauter möglichen Meldungen die wichtigen Interaktionen übersieht. Allerdings besteht bei der Beschränkung auch die Gefahr, mögliche relevante Wechselwirkungen nicht zu erkennen. Überlegen Sie deshalb im Team, welche Schweregrade standardmäßig angezeigt werden sollen. Darüber muss das gesamte pharmazeutische Personal informiert sein. Experten empfehlen, höchstens die beiden unteren Stufen der ABDA-Klassifikation auszublenden. So können Sie sicherstellen, dass Sie notwendige Maßnahmen nicht übersehen.

Wenn Sie Medikationsdaten für Kunden im System hinterlegt haben, sollten Sie auch über eine sinnvolle Einstellung für den zeitlichen Umfang des Interaktionschecks nachdenken. Denn eine angezeigte Interaktionsmeldung ist in der Regel nur relevant, wenn der Patient das Arzneimittel derzeit einnimmt oder bis vor kurzem eingenommen hat. Dabei sollten Sie allerdings beachten, dass besonders Wechselwirkungen auf der Basis einer Enzyminduktion auch noch einige Wochen nach dem Absetzen des betreffenden Arzneistoffs auftreten können. Experten empfehlen, einen Zeitraum von sechs bis sieben Monaten einzustellen.

Es ist auch hilfreich, wenn Sie in der Apothekensoftware kennzeichnen können, ob eine Interaktion bereits überprüft worden ist. So können Sie vermeiden, dass ein Patient immer wieder mit Nachfragen belästigt wird, die Ihre Kollegin vielleicht schon beim letzten und vorletzten Besuch in der Apotheke gestellt hat. Allerdings kann es in manchen Fällen sinnvoll sein nachzufragen, ob die Kombination tatsächlich gut vertragen wird. Denn in einigen Fällen können sich mögliche negative Auswirkungen einer Interaktion auch erst nach einiger Zeit zeigen.

Erfassung der Medikation

Wechselwirkungen können in der Apotheke auffallen, wenn auf einem Rezept zwei interagierende Arzneimittel stehen. Allerdings können auch Interaktionen mit einem Mittel bestehen, das der Patient bereits vor ein paar Tagen oder Wochen erhalten hat, unter Umständen sogar von einem anderen Arzt. Auch wenn der Patient zusätzlich zu seiner Dauermedikation ein Mittel für die Selbstbehandlung kaufen will, können Wechselwirkungen relevant werden.

Überlegen Sie deshalb im Team, wie Sie mit solchen Situationen umgehen wollen. Sinnvoll ist es etwa, allen Patienten mit einer Dauermedikation eine Kundenkarte anzubieten. Dann können Sie bei jeder weiteren Arzneimittelabgabe auf mögliche Interaktionen prüfen. Auch OTC-Mittel können Sie auf der Kundenkarte hinterlegen. Wenn Sie erst anfangen, entsprechende Daten zu sammeln, lohnt es sich, bei Patienten mit Risikofaktoren anzufangen, etwa besonders alten gebrechlichen Menschen, bei Patienten mit einer Vielzahl an Medikamenten oder Störungen der Organfunktionen (etwa Leber- oder Niereninsuffizienz). Solche Patienten sind durch Wechselwirkungen besonders häufig gefährdet.

Es kann auch sinnvoll sein, in bestimmten Zeitabständen nach weiteren Medikamenten oder Nahrungsergänzungsmitteln zu fragen. Denn nicht alle Kunden kaufen die Mittel nur in Ihrer Apotheke, sondern versorgen sich auch in Drogeriemärkten. Solche Informationen finden auch Platz auf der Kundenkarte.

Als Service für Ihre Patienten ist auch eine Aufstellung aller eingenommenen Medikamente sinnvoll. In einen solchen Medikationsplan (○ Abb. 1.12) werden nicht nur die verordneten Arzneimittel aufgenommen, sondern auch OTC-Mittel sowie eventuell eingenommene Vitamin- und Mineralstoffpräparate oder andere Nahrungsergänzungsmittel. Diese Übersicht kann der Patient dann mit zu allen Ärzten nehmen, so dass eventuelle Interaktionsprobleme schon gleich bei der Verordnung vermieden werden können.

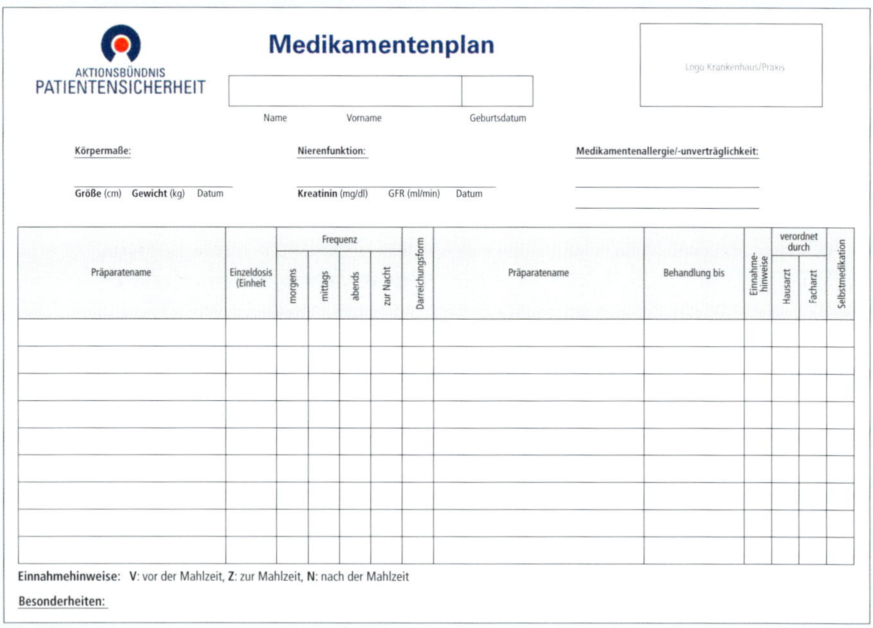

AKTIONSBÜNDNIS PATIENTENSICHERHEIT

Medikamentenplan

Logo Krankenhaus/Praxis

Name Vorname Geburtsdatum

Körpermaße: Größe (cm) Gewicht (kg) Datum

Nierenfunktion: Kreatinin (mg/dl) GFR (ml/min) Datum

Medikamentenallergie/-unverträglichkeit:

Präparatename	Einzeldosis (Einheit	Frequenz				Darreichungsform	Präparatename	Behandlung bis	Einnahme-hinweise	verordnet durch		Selbstmedikation
		morgens	mittags	abends	zur Nacht					Hausarzt	Facharzt	

Einnahmehinweise: **V**: vor der Mahlzeit, **Z**: zur Mahlzeit, **N**: nach der Mahlzeit

Besonderheiten:

Abb. 1.12 Vorlage für einen Medikationsplan. Quelle: Aktionsbündnis Patientensicherheit e. V. (APS), www.aps-ev.de

Überprüfen der klinischen Relevanz

Nicht jede Wechselwirkung, die die Apothekensoftware anzeigt, hat sofort tödliche Folgen für den Patienten. Deshalb gilt es vor allem, einen klaren Kopf zu bewahren und abzuschätzen, welche Relevanz die Meldung tatsächlich hat.

Einen ersten Hinweis liefert die Kategorie der Interaktionsmeldung in der ABDA-Datenbank. Während der Fall bei den ersten drei Kategorien („kontraindiziert") relativ eindeutig ist, bereiten vor allem die weiteren Schweregrade Kopfzerbrechen. Die Nachfrage beim Patienten kann dann aber häufig weitere Anhaltspunkte liefern. So hat der Arzt mit dem Patienten vielleicht sogar schon über mögliche Veränderungen der Blutwerte gesprochen und einen Termin für die nächste Kontrolle festgelegt. Wenn der Patient keine Symptome einer Interaktion zeigt und er die Kombination seit längerer Zeit nimmt, besteht häufig kein akuter Handlungsbedarf. Sie sollten sich aber vergewissern, dass der Patient regelmäßig zum Arzt geht. Er sollte auch wissen, bei welchen verdächtigen Symptomen er zeitnah den Arzt kontaktieren sollte. In manchen Fällen ist die interaktionsverdächtige Kombination vielleicht die letzte Möglichkeit, nachdem alle anderen Mittel nicht geholfen haben. Auch darüber kann der Patient häufig kompetent Auskunft geben.

Dosierung und Zeitraum spielen bei der Beurteilung von Interaktionen ebenfalls eine wichtige Rolle. Bei niedriger Dosierung sind einige angezeigte Wechselwirkungen deutlich weniger oder gar nicht relevant. Interaktionen treten auch nicht bei allen Darreichungsformen auf. Das betrifft in vielen Fällen etwa die dermale Anwendung von Arzneistoffen. Allerdings heißt lokale Wirkung nicht immer, dass es keine systemischen Nebenwirkungen geben kann. So gelangen beispielsweise einige Wirkstoffe aus Augentropfen durchaus in relevantem Ausmaß in den systemischen Kreislauf. Interaktionen mit Arzneistoffen sind auch in einigen Fällen weniger gefährlich, wenn der Patient das Mittel nur einmalig oder über einen sehr kurzen Zeitraum einnimmt, wie es bei vielen Mitteln der Selbstmedikation der Fall ist. Das sollten Sie im Einzelfall aber immer genau überprüfen. Nähere Informationen zu solchen Fragen liefert die ABDA-Datenbank.

In manchen Fällen können Interaktionen auch dadurch entstehen, dass der Patient ein Arzneimittel oder Genussmittel nicht mehr zu sich nimmt. Das spielt etwa bei Patienten eine Rolle, die sich zum Rauchverzicht entschließen. Tabakrauch ist ein starker Induktor von CYP1A2, das etwa bei der Verstoffwechselung von Clozapin oder Theophyllin eine Rolle spielt. Bei einem Rauchstopp sinkt die Metabolisierungsrate, die Plasmaspiegel steigen an. Auch in solchen Fällen sind eine Überwachung und eventuelle Dosisanpassungen notwendig.

Nicht immer können Sie davon ausgehen, dass der Hausarzt von Verordnungen durch andere Fachärzte weiß. Auch sollten Sie sich vergewissern, dass der Patient etwa den Augenarzt auch über scheinbar unwichtige gesundheitliche Details informiert hat, etwa welche Medikamente er sonst noch einnimmt oder welche weiteren Erkrankungen bei ihm vorliegen. Bei Arzneistoffen mit enger therapeutischer Breite und Patienten mit Risikofaktoren wie chronischen Erkrankungen oder Funktionsstörungen von Leber oder Niere sollten Sie besonders aufmerksam sein.

Absprachen im Team

Es ist häufig hilfreich, sich vorab im Team zu verständigen, wer in welchen Fällen zuständig ist. So gibt es in einigen Apotheken etwa die Regel, dass die PTA bei schwerwiegenden Interaktionen einen Apotheker hinzuziehen sollte. Und bei anderen sind Rücksprachen mit dem Arzt immer Chefsache. Wenn allen Beteiligten klar ist, welche Absprachen im Falle eines Falles gelten, lassen sich Kommunikationspannen und Unzufriedenheit vermeiden. Sie sollten auch klären, wie eine entdeckte Interaktion dokumentiert wird und in welchen Fällen eine Information an das gesamte Apothekenteam sinnvoll ist. Solche Prozesse lassen sich auch gut im Rahmen eines Qualitätsmanagement-Systems erarbeiten.

Rücksprachen mit dem Arzt

Wenn eine Rücksprache mit dem Arzt notwendig ist, ist ein spontaner Anruf in der Praxis nicht immer Mittel der Wahl. Im Idealfall gibt es eine Vereinbarung zwischen der Apotheke und der Arztpraxis, in welcher Form die Kommunikation am günstigsten ist: per E-Mail, per Fax oder per Telefon, eventuell mit einem vereinbarten Zeitrahmen (z. B. möglichst nicht zwischen 8 und 10 Uhr, weil dann die Praxis am vollsten ist). Auch für dringliche und schwerwiegende Fälle sollten Absprachen getroffen werden. Der Arzt und die Praxismitarbeiterinnen reagieren in der Regel auch weniger genervt, wenn sie wissen, dass die Apotheke sich nur bei den wirklich wichtigen Fragen meldet.

Rückmeldungen zu möglichen Interaktionen finden auch leichter Gehör beim Arzt, wenn mögliche Lösungsvorschläge (etwa Alternativarzneimittel, Dosisreduktion, Überwachungsmaßnahmen) gleich mit präsentiert werden. Ein entsprechender kurzer Auszug aus dem Interaktionen-Modul kann die Relevanz der Anfrage untermauern. Es kann eine sinnvolle Strategie sein, ein entsprechendes Fax- oder E-Mail-Formular vorzubereiten, so dass im Fall einer notwendigen Rücksprache keine wichtigen Informationen vergessen gehen.

Das Wichtigste in Kürze

- Legen Sie gemeinsam fest, welche Schweregrade von Interaktionen standardmäßig von der Software angezeigt werden sollen.
- Eine Kundenkarte oder ein hinterlegtes Medikationsprofil erleichtern es, mögliche Wechselwirkungen zu entdecken.
- Nicht alle angezeigten Wechselwirkungen sind auch klinisch relevant.
- Nachfragen beim Patienten können die Einschätzung der Interaktion erleichtern.
- Überlegen Sie im Team eine Strategie für notwendige Rücksprachen mit dem Arzt.

2 Wichtige Interaktionen in der Apothekenpraxis

Die ABDA-Datenbank enthält mehr als 1 000 Monographien zu möglichen Interaktionen. Jedoch haben Studien gezeigt, dass in der Praxis etwa 20 verschiedene Interaktionen etwa 80 Prozent aller Interaktionsmeldungen in der Apotheke ausmachen. Das betrifft sowohl rezeptpflichtige Substanzen als auch OTC-Mittel. Es lohnt sich also, sich mit den häufigsten Meldungen bereits im Vorfeld auseinanderzusetzen. Dann kann man auch im manchmal hektischen Alltag am HV-Tisch souverän mit den Software-Meldungen umgehen.

Im folgenden Teil des Buches lernen Sie die häufigsten und wichtigsten Interaktionsmeldungen anhand von kleinen Fallbeispielen kennen. Sie erfahren, welche Meldung Ihnen die Apothekensoftware anzeigt und welche Mechanismen zu der Wechselwirkung führen. Sie erhalten außerdem Informationen, die Ihnen helfen sollen, die Relevanz der Interaktion abzuschätzen und die notwendigen Maßnahmen zu veranlassen. Manchmal, aber nicht immer, ist dazu eine Rücksprache mit dem Arzt notwendig. In vielen Fällen kann Ihnen auch der Patient wertvolle Hinweise geben. Wer sein Wissen vertiefen will, findet weitere Hintergrundinformationen zu ausgewählten Aspekten in einem Kasten. Abgerundet werden die einzelnen Abschnitte durch Empfehlungen für Hinweise an den Patienten sowie die Auflösung des jeweiligen Fallbeispiels. Wer sich nur auf die Schnelle informieren will, findet „Das Wichtigste in Kürze" am Ende jedes Abschnitts.

2.1 Nichtsteroidale Antiphlogistika und ACE-Hemmer

Fallbeispiel

Herr Möller leidet unter hohem Blutdruck und nimmt seit einiger Zeit Enalapril ein. Auf Anraten seines Arztes hat er beschlossen, mehr Sport zu treiben und wieder Tennis zu spielen. Heute kommt er in die Apotheke und berichtet, dass er sich einen „Tennisarm" zugezogen hat. Der Arzt hat ihm deshalb Diclofenac-Tabletten verschrieben, die er eine Woche lang einnehmen soll, bis die Schmerzen nicht mehr so schlimm sind.

Interaktionsmeldung

In bestimmten Fällen Überwachung bzw. Anpassung nötig

Hintergrund-Informationen

Die Kombination von ACE-Hemmern wie Enalapril und nichtsteroidalen Antiphlogistika wie Acetylsalicylsäure, Diclofenac oder Ibuprofen kann den blutdrucksenkenden Effekt der Antihypertonika abschwächen. Durch die Kombination kann der Blutdruck um etwa 5–10 mmHg ansteigen. Dadurch steigt das Risiko für kardiovaskuläre Ereignisse wie einen Herzinfarkt oder Schlaganfall. Auch kann sich durch die gemeinsame Anwendung der Kaliumspiegel erhöhen (Entwicklung einer Hyperkaliämie) und die Nierenfunktion verschlechtern. Die gleiche Interaktion tritt auch mit AT_1-Antagonisten wie Telmisartan sowie COX-2-Hemmer, etwa Celecoxib, auf. Wie diese Interaktion entsteht, ist noch nicht vollständig geklärt. Wahrscheinlich sind aber mehrere Mechanismen beteiligt: Dazu gehören etwa eine Erhöhung des peripheren Gefäßwiderstandes und eine Abnahme der Natriumausscheidung. Die Wechselwirkung ist vor allem relevant, wenn die Kombination über einen längeren Zeitraum eingenommen wird (länger als ein bis zwei Wochen). Dann sollte der Arzt den Blutdruck, die Nierenfunktion und die Kaliumspiegel im Blut sorgfältig überwachen und bei Bedarf die Dosierung der Antihypertonika anpassen.

Hyperkaliämie

Als erhöhte Kaliumspiegel im Blut (Hyperkaliämie) gelten Kaliumkonzentrationen über 5,5 mmol/l. Bei einer Hyperkaliämie können Muskelschwäche und Missempfindungen wie Kribbeln oder Prickeln (Parästhesien) auftreten, aber auch gefährliche Herzrhythmusstörungen. Kaliumwerte über 7,0 mmol/l gelten als lebensbedrohlich.

Hyperkaliämien können durch eine erhöhte Zufuhr entstehen sowie durch verschiedene pathologische Prozesse und Erkrankungen, bei denen die Ausscheidung von Kalium über die Niere gestört wird. Arzneimittel können ebenfalls den Kaliumspiegel im Blut ansteigen lassen. Auch die Umverteilung von Kalium aus den Zellen in den Extrazellulärraum, etwa bei einer Azidose, kann zu einer Hyperkaliämie führen.

Besonders anfällig für eine Verschlechterung der Nierenfunktion sind Patienten im höheren Lebensalter sowie mit Erkrankungen, bei denen die Nierendurchblutung vermindert ist (etwa bei Herzinsuffizienz). Mögliche alternative Analgetika sind Paracetamol oder Tramadol. Es gibt Hinweise darauf, dass die Interaktion mit Ibuprofen und Flurbiprofen schwächer ausfällt als mit anderen nichtsteroidalen Antiphlogistika.

In der Selbstmedikation mit üblicher Dosierung und Anwendungsdauer hat die Interaktion meist keine relevante Auswirkung. Das gilt auch, wenn Acetylsalicylsäure in niedriger Dosierung zur Thrombozytenaggregationshemmung (als Sekundärprävention beim Herzinfarkt) verwendet wird.

Hinweise für den Patienten

Die Wechselwirkung spielt in der Regel keine Rolle, wenn der Patient die nichtsteroidalen Antiphlogistika nur über einen kurzen Zeitraum einnimmt. In der Selbstmedikation sollten Sie den Patienten deshalb darauf hinweisen, dass er die Analgetika nur in der üblichen Dosierung und über einen begrenzten Zeitraum von wenigen Tagen anwenden sollte.

Fallbeispiel

Die PTA weist Herrn Möller darauf hin, dass das Schmerzmittel bei längerer Einnahme den Blutdruck steigen lassen kann. Wenn er Diclofenac aber nicht länger als zwei Wochen einnimmt, muss er sich keine Sorgen machen.

Das Wichtigste in Kürze

- Nichtsteroidale Antiphlogistika können die blutdrucksenkende Wirkung von ACE-Hemmern und AT_1-Antagonisten abschwächen.
- Die Wechselwirkung ist nur relevant, wenn die Kombination länger als ein bis zwei Wochen eingenommen wird.
- Bei der Einnahme von niedrigdosiertem ASS zur Hemmung der Thrombozytenaggregation spielt die Interaktion keine wesentliche Rolle.
- Bei älteren Patienten, bei vorbestehenden Nierenerkrankungen oder Krankheiten mit eingeschränkter Nierendurchblutung kann die Kombination die Nierenfunktion verschlechtern.

2.2 Mehrwertige Kationen und Schilddrüsenhormone

Fallbeispiel

Frau Krause leidet unter einer Hashimoto-Thyreoiditis und wird mit Schilddrüsenhormonen behandelt. Heute löst wieder ein Rezept über L-Thyroxin in der Apotheke ein. Die PTA fragt „Wie nehmen Sie Ihre Tabletten eigentlich ein?" Frau Krause antwortet ganz unbeschwert: „Ach, die spüle ich immer morgens mit meinem Milchkaffee runter."

Interaktionsmeldung

Überwachung bzw. Anpassung nötig

Hintergrund-Informationen

Mehrwertige (polyvalente) Kationen können Komplexe mit L-Thyroxin bilden (▸Kap. 1.1). Dadurch sinkt die Bioverfügbarkeit des Schilddrüsenhormons. Diese Wechselwirkung ist für Calcium-, Eisen-, Lanthan- und Aluminiumsalze beschrieben. Bei Magnesiumsalzen spielt die Interaktion mit Schilddrüsenhormonen vermutlich keine Rolle. Für andere polyvalente Kationen fehlen entsprechende Daten.

Hinweise für den Patienten

Die wichtigsten Quellen für mehrwertige Kationen sind Milch und Milchprodukte (▸Kap. 3.1) Calcium, mineralstoffreiche Mineralwässer (Calcium und Magnesium), Antazida (Calcium, Magnesium, Aluminium) und Mineralstoffpräparate. Vielen Patienten ist nicht bewusst, dass auch Nahrungsergänzungsmittel aus Supermarkt oder Drogerie mehrwertige Kationen enthalten können – ein entsprechender Hinweis ist deshalb sinnvoll.

Der Patient sollte die tägliche Dosis an L-Thyroxin morgens eine halbe Stunde vor dem Frühstück einnehmen, da so das Schilddrüsenhormon besser resorbiert wird. Zur Einnahme wird Leitungswasser empfohlen, da manche Mineralwässer größere Mengen an mehrwertigen Kationen wie Calcium und/oder Magnesium enthalten.

Die erforderliche Dosis der Schilddrüsenhormone wird patientenindividuell nach den gemessenen Schilddrüsenwerten (TSH-Wert) eingestellt. Bei einem Patienten, der trotz gegenteiliger Empfehlungen schon seit einiger Zeit Milchprodukte in etwa gleichbleibenden Mengen zum Frühstück verzehrt, ist die verringerte Bioverfügbarkeit der Schilddrüsenhormone vermutlich inzwischen über die Dosierung ausgeglichen worden. Zur Sicherheit sollte der Patient mögliche Veränderungen der Einnahme mit dem Arzt besprechen.

TSH-Wert

Thyreoidea-stimulierendes Hormon (TSH, Thyreotropin) wird von der Hypophyse ausgeschüttet und regt die Schilddrüse zur Bildung der Schilddrüsenhormone an. Die Produktion von TSH und Schilddrüsenhormone ist aneinander gekoppelt: Bei hohen Spiegeln von Schilddrüsenhormonen im Blut sinkt der TSH-Wert, bei zu geringer Bildung steigt er an. Damit kann der TSH-Wert genutzt werden, um die richtige Dosis von L-Thyroxin zu bestimmen. Als Normalbereich gelten bei Erwachsenen TSH-Werte im Bereich 0,27–4,2 µIU/ml.

Wenn der Patient andere mehrwertige Kationen über Arzneimittel oder Nahrungsergänzungsmittel zu sich nimmt, sollten Sie ebenfalls auf den notwendigen zweistündigen Einnahmeabstand hinweisen. In vielen Fällen ist es dann sinnvoll, das andere Mittel beispielsweise zu einer anderen Mahlzeit einzunehmen, etwa bei Calciumpräparaten. Ist bei dem anderen Mittel auch eine Nüchterneinnahme erforderlich, etwa bei Eisenpräparaten, kann der Patient den Einnahmezeitpunkt auch auf eine halbe Stunde vor der Mittag- oder Abendmahlzeit legen. Besteht eine Interaktion mit Antazida, die nach oder zwischen den Mahlzeiten eingenommen werden, sind H_2-Antagonisten oder Protonenpumpenhemmer möglicherweise eine bessere Alternative in der Selbstmedikation, wenn der Patient nicht zwei Stunden nach dem Frühstück warten will.

Fallbeispiel

Die PTA fragt Frau Krause: „Machen Sie das schon immer so?" Frau Krause bestätigt das. Die PTA erklärt Frau Wagner, dass eigentlich ein zweistündiger Abstand zu Milchprodukten notwendig ist. „Gehen Sie denn regelmäßig zu den Kontrollen beim Arzt?", fragt die PTA. „Ja, und mir geht es auch gut mit den Tabletten", erklärt Frau Krause. Die PTA empfiehlt, dass Frau Krause in diesem Fall erst einmal so wie üblich mit der Tabletteneinnahme fortfahren soll. Beim nächsten Arztbesuch sollte sie aber mit ihrem Arzt darüber sprechen. Wenn Frau Krause die Einnahme umstellt, muss unter Umständen auch die Dosis der Schilddrüsenhormone angepasst werden.

Das Wichtigste in Kürze

- L-Thyroxin geht Wechselwirkungen mit mehrwertigen Kationen, vor allem Calcium, Aluminium, Eisen und Lanthan ein. Dadurch sinkt die Bioverfügbarkeit
- Diese Interaktion lässt sich durch einen zweistündigen Abstand vermeiden.
- Bei Schilddrüsenhormonen wird die Dosis patientenindividuell anhand des TSH-Spiegels eingestellt.
- Wenn die Wechselwirkung bereits über einen längeren Zeitraum besteht, ist die Dosis vermutlich inzwischen angepasst worden. Veränderungen der Einnahme sollte der Patient dann mit dem Arzt absprechen.

2.3 Nichtsteroidale Antiphlogistika und Betablocker

Fallbeispiel

Herr Berthel löst wieder ein Rezept über Metoprolol-Tabletten ein, die er gegen seinen hohen Blutdruck einnimmt. Heute verlangt er außerdem noch ein Mittel mit Ibuprofen.

Interaktionsmeldung

In bestimmten Fällen Überwachung bzw. Anpassung nötig

Hintergrund-Informationen

Nichtsteroidale Antiphlogistika wie Ibuprofen verringern die Bildung von Prostaglandinen in der Niere. Dadurch verengen sich die Blutgefäße, die Nierendurchblutung nimmt ab. Gleichzeitig reduziert sich die Ausscheidung von Natrium. Besonders gefährdet für die Wechselwirkung sind Patienten mit einer verringerten Nierendurchblutung, bei Natrium- und Volumenmangel oder im höheren Alter. Bei ihnen wird die Funktion der Niere hauptsächlich über die physiologische Funktion der Prostaglandine gewährleistet.

Durch diesen Mechanismus kann der Blutdruck steigen. Bei einigen Patienten wurde beobachtet, dass sich der mittlere arterielle Blutdruck über einen Zeitraum von 14 Tagen um mehr als 5 mmHg erhöhte. Dadurch steigt das

Risiko für kardiovaskuläre Ereignisse wie einen Herzinfarkt oder Schlaganfall. Die nichtsteroidalen Antiphlogistika können über diesen Mechanismus die blutdrucksenkenden Effekte von Betablockern wie Metoprolol herabsetzen. Nimmt der Patient den Betablocker wegen Herzinsuffizienz ein, kann es in einem kürzeren Zeitraum zu einer deutlichen Verschlechterung (Exazerbation) der Herzfunktion kommen. Bei Patienten mit Risikofaktoren kann sich auch die Nierenfunktion verschlechtern.

Klinisch relevant wird die Wechselwirkung jedoch erst bei gleichzeitiger Einnahme der nichtsteroidalen Antiphlogistika über einen längeren Zeitraum (länger als zwei Wochen). Bei Acetylsalicylsäure wird die Interaktion erst bei Dosierungen über 1,5 Gramm pro Tag beobachtet. Bei gelegentlicher Einnahme von Acetylsalicylsäure in analgetischer Dosierung oder niedrigen Dosierungen zur Hemmung der Thrombozytenaggregation sind keine relevanten Wechselwirkungen zu erwarten.

Wird die gleichzeitige Anwendung über einen längeren Zeitraum notwendig, sollte der Arzt den Blutdruck besonders zu Beginn sorgfältig überwachen und bei Bedarf die Dosis des Betablockers erhöhen. Wird der Betablocker wegen Hypertonie eingesetzt, kann der Arzt auch alternativ einen Calciumantagonisten als Antihypertonikum verordnen, dessen Wirkung durch nichtsteroidale Antiphlogistika weniger beeinträchtigt wird. Nehmen die Patienten die Betablocker wegen Herzinsuffizienz ein, können Ödeme oder Gewichtszunahme Hinweise darauf geben, dass die Interaktion die Wirksamkeit der Betablocker beeinträchtigt.

Auch ein Ausweichen auf andere Analgetika ist möglich: in der Selbstmedikation auf Paracetamol, bei den verschreibungspflichtigen Analgetika auf Tramadol. Bei diesen Arzneistoffen ist die Interaktion nicht zu erwarten.

Prostaglandine

Prostaglandine werden nicht nur als Botenstoffe (Gewebehormone) bei Schmerz und Entzündung gebildet, sondern erfüllen im Körper zahlreiche physiologische Funktionen. In der Niere erhöhen sie die Natriumausscheidung und fördern die Durchblutung durch eine Gefäßerweiterung. Die nichtsteroidalen Antiphlogistika hemmen das Enzym Cyclooxygenase und damit die Bildung von Prostaglandinen. Dadurch entstehen die renalen Nebenwirkungen der nichtsteroidalen Antiphlogistika.

Hinweise für den Patienten

Wenn der Patient Acetylsalicylsäure oder nichtsteroidale Antiphlogistika nur gelegentlich im Rahmen der Selbstmedikation einnimmt, sind keine weiteren Maßnahmen erforderlich. Anderenfalls sollte er mit seinem Arzt darüber sprechen.

Fallbeispiel

Die PTA fragt nach, für welchen Zweck Herr Berthel die Ibuprofen-Tabletten haben möchte. Der Patient erklärt, dass er ein- bis zweimal im Monat unter stressbedingten Kopfschmerzen leidet und dagegen Ibuprofen einnimmt. Die PTA informiert Herrn Berthel über die mögliche Interaktion mit seinem Blutdruckmittel und schreibt ihm die übliche Dosierung im Bereich der Selbstmedikation auf die Packung.

Das Wichtigste in Kürze

- Nichtsteroidale Antiphlogistika können die Wirksamkeit von Betablockern abschwächen.
- Bei Patienten mit Hypertonie kann der Blutdruck ansteigen, bei Herzinsuffizienz kann es zu einer vermehrten Wasserretention kommen.
- Besonders gefährdet für die Interaktion sind Patienten mit einer verringerten Nierendurchblutung und im höheren Lebensalter sowie bei Natrium- und Flüssigkeitsmangel.
- Die Interaktion ist nur relevant, wenn die Arzneistoffe über einen längeren Zeitraum als zwei Wochen gleichzeitig eingenommen werden.
- Keine relevante Wechselwirkung ist bei Acetylsalicylsäure in niedriger Dosierung zur Hemmung der Thrombozytenaggregation zu erwarten.

2.4 Antidiabetika und Betablocker

Fallbeispiel

Herr Schmalz leidet seit einigen Jahren an Typ-2-Diabetes und hohem Blutdruck. Vor zwei Wochen hatte er einen Herzinfarkt. Nach seiner Entlassung aus dem Krankenhaus hat er ein Rezept, das nicht nur sein Insulin und den ACE-Hemmer enthält, sondern zum ersten Mal auch einen Betablocker.

Interaktionsmeldung

Überwachung bzw. Anpassung nötig

Hintergrund-Informationen

Insulin gehört wie die Sulfonylharnstoffe zu den Antidiabetika, bei denen ein relevantes Risiko für Hypoglykämien besteht. Bei Hypoglykämien kommt dem sympathischen Teil des vegetativen Nervensystems eine wichtige Rolle zu. Sinkt der Blutzuckerspiegel zu stark ab, werden die Botenstoffe Adrenalin und Noradrenalin ausgeschüttet. Sie binden an β_2-Rezeptoren in der Leber und bewirken dort die Freisetzung und Neubildung von Glucose, die den Blutzuckerspiegel wieder ansteigen lässt. Gleichzeitig binden die Botenstoffe auch an β_1-Rezeptoren und führen zu den bekannten Warnzeichen Unruhe, Zittern und Herzklopfen. Außerdem wird Acetylcholin ausgeschüttet und verursacht Schwitzen und Hunger.

Werden gleichzeitig Betablocker eingenommen, können die sympathikusbasierten Mechanismen gestört werden. Die Betablocker „maskieren" die typischen Warnzeichen Zittern und Herzklopfen (über eine Blockade der β_1-Rezeptoren) und verzögern den Blutzuckeranstieg (über eine Hemmung der β_2-Rezeptoren). Dadurch können sie Hypoglykämien verstärken und verlängern. Das Warnsymptom Schwitzen kann sich jedoch verstärken.

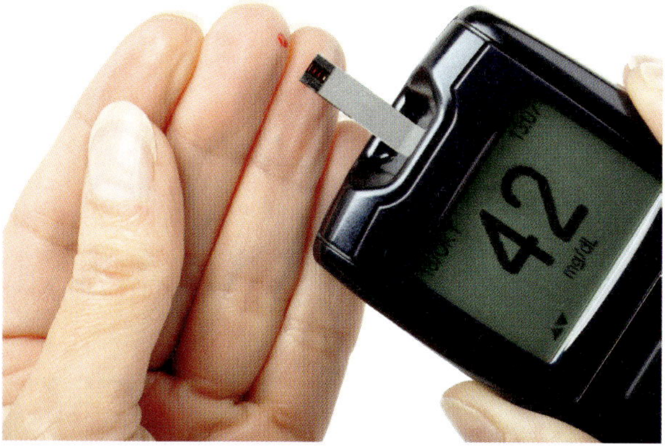

Abb. 2.1 Werden Diabetiker mit Betablockern behandelt, können sich die Symptome einer Hypoglykämie verändern.
© fovito – Fotolia.com

Die Wechselwirkung besteht vor allem bei den unselektiven Betablocker (etwa Propranolol), die an beide Arten von β-Rezeptoren binden. Das gilt auch für Augentropfen, die unselektive Betablocker wie Timolol enthalten. Bei kardioselektiven Betablockern wie Metoprolol oder Atenolol ist das Risiko deutlich reduziert. Diese Betablocker sollten deshalb bei Diabetikern bevorzugt eingesetzt werden. In höheren Dosierungen kann die Selektivität jedoch verlorengehen. Patienten mit schlechter Durchblutung der Herzkranzgefäße sind durch Hypoglykämien besonders gefährdet.

Hypoglykämien

Unterzuckerungen bei Diabetikern entstehen häufig auf der Basis von Therapiefehlern. Sie können etwa auftreten, wenn versehentlich eine zu hohe Dosis der Antidiabetika verabreicht wurde, körperliche Bewegung nicht ausreichend berücksichtigt oder eine Mahlzeit vergessen wurde. Diabetiker, die mit Insulin, Sulfonylharnstoffen oder Gliniden behandelt werden, sollten immer Glucose in Form von Traubenzuckerplättchen oder entsprechenden Flüssigpräparaten bei sich tragen, um im Bedarfsfall schnell reagieren zu können. Im Notfall können auch zuckerhaltige Limonaden oder Fruchtsäfte den Blutzuckerspiegel rasch anheben. Hypoglykämien mit Bewusstlosigkeit sind ein Fall für den Notarzt.

Hinweise für den Patienten

Der Patient muss wissen, dass sich die Anzeichen einer Unterzuckerung verändern können. Möglicherweise spürt er Zittern und Herzklopfen deutlich schwächer, während starkes Schwitzen zunehmen kann. Auch kann eine Hypoglykämie länger anhalten (Abb. 2.2).

Bei verdächtigen Symptomen soll er deshalb im Zweifelsfall immer sofort schnellwirksame Kohlenhydrate zu sich nehmen (etwa Traubenzucker oder zuckerhaltige Getränke) und die Glykogenspeicher in der Leber mit länger wirksamen Kohlenhydraten auffüllen (beispielsweise Brot). Auch ist es für ihn wichtig damit zu rechnen, dass der Anstieg des Blutzuckerspiegels durch den Betablocker langsamer als gewöhnlich verläuft. Häufigere Blut-

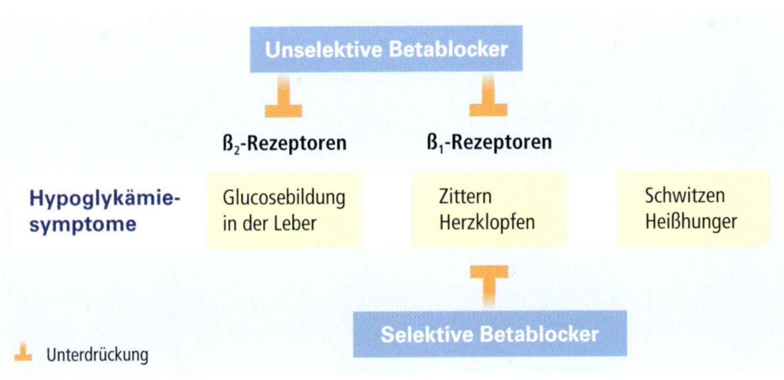

Abb. 2.2 Betablocker verändern die Symptome einer Hypoglykämie und beeinträchtigen die Gegenregulation in der Leber.

zuckerkontrollen können sinnvoll sein, um niedrige Glucosewerte rechtzeitig zu bemerken.

Fallbeispiel

Die PTA fragt Herrn Schmalz, ob ihm die Auswirkungen des neuen Mittels auf den Blutzuckerspiegel bekannt sind. Das ist nicht der Fall. Sie erläutert ihm daraufhin, dass sich die Symptome einer Unterzuckerung verändern können und die Hypoglykämie länger als sonst anhalten kann. Herr Schmalz weiß, wie er sich im Fall einer Unterzuckerung verhalten muss und wird zukünftig häufiger seinen Blutzucker messen.

Das Wichtigste in Kürze

» Betablocker maskieren einige Symptome einer Hypoglykämie wie Zittern oder Herzklopfen. Schwitzen kann dagegen zunehmen.
» Die Dauer einer Unterzuckerung kann durch Betablocker verlängert werden.
» Die Interaktion betrifft Insuline, aber auch Sulfonylharnstoffe, und tritt vor allem in der Kombination mit unselektiven Betablockern auf.
» Auch kardioselektive Betablocker können – besonders in höherer Dosierung – die Wechselwirkung eingehen.
» Der Patient sollte die möglichen Veränderungen der Hypoglykämie-Symptome und schnelle Hilfsmaßnahmen bei einer Unterzuckerung kennen.

2.5 Nichtsteroidale Antiphlogistika und kaliuretische Diuretika

Fallbeispiel

Frau Sturm wird seit einiger Zeit wegen Herzinsuffizienz behandelt. Heute löst sie in der Apotheke ein Rezept über Furosemid ein, das sie neben weiteren Arzneimitteln regelmäßig einnimmt. Außerdem möchte sie in der Selbstmedikation noch Diclofenac kaufen.

Interaktionsmeldung

In bestimmten Fällen Überwachung bzw. Anpassung nötig

Hintergrund-Informationen

Nichtsteroidale Antiphlogistika wie Diclofenac hemmen die Prostaglandin-Synthese in der Niere. Dadurch kann der periphere Gefäßwiderstand steigen, Natriumionen werden vermehrt in der Niere rückresorbiert. Dadurch sinkt die Ausscheidung von Natrium und Flüssigkeit. Durch diese und vermutlich noch weitere Effekte steigt der Blutdruck.

Durch die Interaktion nimmt die blutdrucksenkende Wirkung von kaliuretischen Diuretika wie Furosemid ab. Die Auswirkungen auf den Blutdruck (in den meisten Fällen eine Steigerung von weniger als 5–10 mmHg) kann aber für den Patienten durchaus das Risiko für kardiovaskuläre Komplikationen erhöhen. Außerdem sinkt auch die Flüssigkeitsausscheidung durch die Diuretika, was den Zustand von Patienten mit Herzinsuffizienz akut verschlechtern kann. Zusätzlich steigt durch die Kombination die Gefahr einer Hyperkaliämie, weil die Ausscheidung von Kalium verringert wird.

Besonders gefährdet für die Wechselwirkung sind Patienten mit Natrium- oder Flüssigkeitsmangel, Herzinsuffizienz oder verringerter Nierendurchblutung, etwa bei Niereninsuffizienz oder im höheren Alter. Bei ihnen kann sich die Nierenfunktion weiter verschlechtern.

Warnzeichen für eine akute Verschlechterung der Herzinsuffizienz

- Gewichtszunahme innerhalb kurzer Zeit (z. B. mehr als 1 kg über Nacht; 2,5 kg innerhalb einer Woche)
- Schwellungen an Knöcheln oder Unterschenkeln
- vermehrte Kurzatmigkeit bei Belastung
- Notwendigkeit von atemunterstützenden Maßnahmen, z. B. sehr aufrechtes Sitzen im Stuhl, zusätzliche Kopfkissen beim Schlafen
- anfallsartiges Herzrasen oder unregelmäßiger Herzschlag
- Schmerzen oder Engegefühl in der Brust
- anhaltender Husten

Die Patienten sollten den Notarzt rufen bei starker Luftnot, röchelnder oder brodelnder Atmung, plötzlichen starken Schmerzen in der Brust sowie anhaltendem heftigem Schwindel.

Hinweise für den Patienten

Die Interaktion ist bei kurzfristiger Einnahme der nichtsteroidalen Antiphlogistika in analgetischer Dosierung sowie bei langfristiger Gabe von niedrigdosierter Acetylsalicylsäure zur Hemmung der Thrombozytenaggregation in der Regel nicht relevant.

Bei längerfristiger Anwendung sollte der Arzt bei Hypertonikern den Blutdruck überwachen. Bei Patienten mit Herzinsuffizienz ist es wichtig, dass sie auf mögliche Zeichen einer ungenügenden Wirksamkeit des Diuretikums und mögliche Warnzeichen einer akuten Verschlechterung achten (etwa Gewichtszunahme, Ödembildung, Kurzatmigkeit oder Atemnot). Bei Bedarf muss der Arzt die Dosis des Diuretikums erhöhen. Bei Patienten mit besonderen Risiken ist eine sorgfältige Überwachung der Funktion von Herz und Niere notwendig.

Fallbeispiel

Auf Nachfrage erklärt Frau Sturm, dass sie das Diclofenac als Reserve für ihre rheumatischen Schmerzen haben will. Die PTA erklärt der Patientin die Problematik und empfiehlt, beim nächsten Besuch mit dem Arzt darüber zu sprechen. Außerdem weist sie Frau Sturm darauf hin, dass die Dosierung der Diclofenac-Tabletten in den rezeptfreien Präparaten möglicherweise nicht ausreicht, um die rheumatischen Schmerzen zu lindern. Frau Sturm möchte das Präparat dennoch kaufen. Deshalb gibt die PTA das Diclofenac-Präparat Frau Sturm mit Erläuterungen zur maximalen Dosierung und Anwendungsdauer in der Selbstmedikation.

Das Wichtigste in Kürze

- Nichtsteroidale Antiphlogistika und Acetylsalicylsäure können die antihypertensive und diuretische Wirkung von kaliuretischen Diuretika abschwächen.
- Eine gleichzeitige Gabe ist möglich, wenn die nichtsteroidalen Antiphlogistika in niedriger Dosierung und über einen kurzen Zeitraum in der Selbstmedikation von Schmerzen angewendet werden.
- Bei niedrigdosierter langfristiger Gabe von Acetylsalicylsäure zur Hemmung der Thrombozytenaggregation spielt die Interaktion keine Rolle.
- Bei längerfristiger Anwendung wird die Beobachtung durch den Arzt empfohlen.
- Patienten mit Herzinsuffizienz sollten auf Zeichen achten, die auf eine verringerte Wirksamkeit der Diuretika schließen lassen.

2.6 ACE-Hemmer und Allopurinol

Fallbeispiel

Herr Schneider ist ein stark übergewichtiger Kunde, der seit einiger Zeit wegen seines hohen Blutdrucks mit Enalapril behandelt wird. Er erzählt, dass der Arzt jetzt auch erhöhte Harnsäurewerte festgestellt hat, und reicht der PTA ein Rezept über ein Allopurinol-Präparat über den HV-Tisch.

Interaktionsmeldung

Überwachung bzw. Anpassung nötig

Hintergrund-Informationen

Sowohl ACE-Hemmer wie Enalapril als auch Allopurinol können in Monotherapie das Risiko für immunologische Reaktionen erhöhen. Über welchen Mechanismus genau die immunologischen Reaktion entstehen, ist nicht vollständig bekannt. Ist die Nierenfunktion des Patienten gestört, steigt vermutlich das Risiko.

Als Reaktionen können verschiedene Symptome auftreten: allergischer Schock (Anaphylaxie), Hautveränderungen bis hin zum Stevens-Johnson-Syndrom, Fieber, Gelenkschmerzen und Infektionen. Auch kann sich die Anzahl der weißen Blutkörperchen, vor allem der Granulozyten verringern. Die Interaktion kann sich innerhalb kürzester Zeit (Minuten bis Stunden) nach der Einnahme entwickeln, aber auch über Tage oder Wochen. Dass die Reaktion später als drei Monate nach Beginn der gemeinsamen Einnahme auftritt, ist sehr unwahrscheinlich. Deshalb sollten Sie vor allem bei Erstverordnungen aufmerksam sein. Die Wechselwirkung ist zwar sehr selten, kann aber schwerwiegende Folgen haben, wenn sie auftritt.

Beobachtet wurde die Interaktion bisher hauptsächlich für die gemeinsame Einnahme von Captopril und Allopurinol. Allerdings ist es nicht ganz klar, ob tatsächlich eine echte gegenseitige Verstärkung der Effekte vorliegt (pharmakodynamische Interaktion) oder ob die betreffenden Patienten nur auf eine der Substanzen reagiert haben. Aus Sicherheitsgründen gilt die Empfehlung zur Überwachung für alle ACE-Hemmer.

Wenn die Kombination der Substanzen notwendig ist, sollte der Arzt in regelmäßigen Abständen das Blutbild (weiße Blutkörperchen und Differentialblutbild) kontrollieren. Lässt sich eine starke Verringerung der neutrophilen Granulozyten im Blut (Neutropenie oder Agranulozytose) feststellen oder besteht ein entsprechender Verdacht, sollte der Arzt beide Arzneistoffe absetzen.

Stevens-Johnson-Syndrom

Bei diesem Syndrom entstehen immunologisch vermittelte Hautveränderungen wie Rötungen und Blasen. Auch auf der Mundschleimhaut können sich schmerzhafte Blasen bilden. Häufig kommen auch Fieber und andere Infektanzeichen hinzu. Schreitet die Erkrankung weiter fort, können Hautzellen absterben, die oberste Hautschicht löst sich ab: Es entwickelt sich das lebensbedrohliche Lyell-Syndrom (toxische epidermale Nekrolyse, TEN).

Hinweise für den Patienten

Der Patient sollte umgehend mit dem Arzt sprechen, wenn er Hautreaktionen bemerkt. Anzeichen einer Infektion (wie Fieber oder Halsschmerzen) können auf eine Verringerung der Granulozyten-Anzahl im Blut hindeuten, durch die die Abwehrkräfte stark herabgesetzt sind. Auch dann ist ein Arztbesuch notwendig.

Fallbeispiel

Die PTA fragt Herrn Schneider, ob der Arzt mit ihm über das neue Mittel gesprochen hat. Dabei erfährt sie, dass der Arzt Herrn Schneider in zwei Wochen wieder zum Blutabnehmen bestellt hat. Auch hat er Herrn Schneider über die möglicherweise gefährlichen Symptome informiert. Die PTA ermutigt den Patienten, im Zweifelsfall lieber einmal mehr zum Arzt zu gehen, auch wenn es sich im Nachhinein als unbegründet herausstellen sollte.

Das Wichtigste in Kürze

- Die Kombination von Allopurinol und einem ACE-Hemmer erhöht das Risiko für immunologische Reaktionen.
- Niereninsuffizienz ist vermutlich ein Risikofaktor für die Interaktion.
- Der Patient sollte Hautreaktionen und mögliche Infektzeichen umgehend mit seinem Arzt besprechen.
- Während der Behandlung sind regelmäßige Blutuntersuchungen notwendig.

2.7 Nichtsteroidale Antiphlogistika und Glucocorticoide

Fallbeispiel

Ein Frau Mitte 40 betritt die Apotheke mit einem Rezept, auf dem Diclofenac und Prednison jeweils als Tabletten verordnet sind. Auf Nachfrage erklärt sie, dass sie unter rheumatoider Arthritis leidet und die Mittel neben ihrer Basismedikation für einen akuten Schub benötigt.

Interaktionsmeldung

Überwachung bzw. Anpassung nötig

Hintergrund-Informationen

Die Kombination von nichtsteroidalen Antiphlogistika und Glucocorticoiden kann das Risiko für Schädigungen der Magenschleimhaut erhöhen. Glucocorticoide besitzen selbst nur ein geringes Potential für Magen-Darm-Ulzera, können jedoch die ulzerogene Wirkung der nichtsteroidalen Antiphlogistika verstärken. Außerdem maskieren sie auch die Symptome einer Irritation der Magenschleimhaut.

Die Interaktion kann zu Beginn der gleichzeitigen Behandlung, aber auch noch einige Zeit danach auftreten. Mit der Wechselwirkung muss man bei allen nichtsteroidalen Antiphlogistika und Glucocorticoiden rechnen. Jedoch unterscheiden sich die einzelnen nichtsteroidalen Antiphlogistika in ihrem Risikopotential. Besonders hoch ist es etwa bei Indomethacin.

Das Risiko steigt ebenfalls mit der Anwendungsdauer und höheren Dosen. Auch Patienten über 60 Jahren oder mit bekannten Störungen des Magen-Darm-Trakts (etwa vorhergehende Magengeschwüre) sind besonders gefährdet.

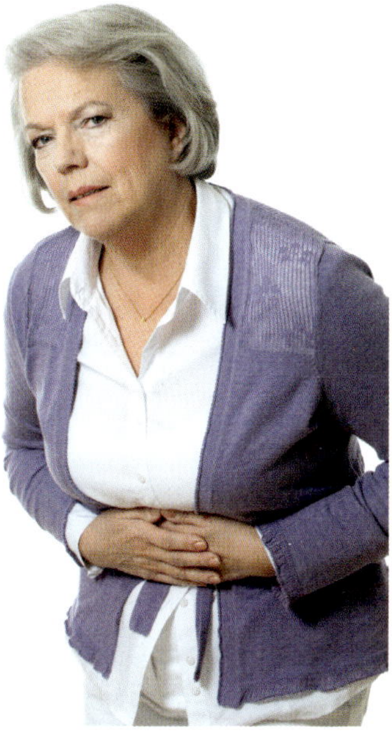

Abb. 2.3 Kneifende Oberbauchbeschwerden können auf möglicherweise auf gastrointestinale Nebenwirkungen von nichtsteroidalen Antiphlogistika hindeuten. Verstärkt wird das Risiko durch die gleichzeitige Behandlung mit Glucocorticoiden.
© DoraZett – Fotolia.com

Für manche Anwendungsgebiete ist es unter Umständen möglich, die nichtsteroidalen Antiphlogistika durch andere Substanzen zu ersetzen (etwa Paracetamol oder COX-2-Hemmer), die ein geringeres Risiko für Ulzera aufweisen. Es gibt jedoch einige Indikationen, bei denen eine gleichzeitige Verordnung von nichtsteroidalen Antiphlogistika und Glucocorticoiden notwendig ist. Dann sollte die Dosis so niedrig wie möglich gewählt und die Anwendungsdauer möglichst beschränkt werden. Alle Patienten sollten die Symptome von Ulzera und Magen-Darm-Blutungen kennen. Bei Risikopatienten kann auch die zusätzliche Gabe von Protonenpumpenhemmern wie Omeprazol sinnvoll sein.

Ulkus

Ulzera im Magen (Ulcus ventriculi) oder Dünndarm (Ulcus duodeni) entstehen durch ein Ungleichgewicht von protektiven Faktoren, etwa guter Durchblutung und ausreichender Schleimbildung, und aggressiven Faktoren wie der Magensäure und anderen Verdauungssekreten. Bei solchen „peptischen Geschwüren" sind die Schleimhaut und darunter liegende Gewebeschichten geschädigt. Nichtsteroidale Antiphlogistika erhöhen das Risiko für peptische Ulzera, da durch die Hemmung der Prostaglandinsynthese auch die Bildung des schützenden Schleims in den Nebenzellen des Magens beeinträchtigt ist. Zu den wichtigsten Komplikationen eines Ulkus zählen Blutungen und Perforationen. Neben den unerwünschten Wirkungen von Medikamenten zählt eine Besiedelung der Schleimhaut mit dem Magenkeim Helicobacter pylori zu den häufigsten Ursachen für die Entstehung eines Ulkus.

Hinweise für den Patienten

Der Patient sollte mit dem Arzt besprechen, wie lange die Kombination eingenommen werden sollte. Bei rheumatoider Arthritis werden nichtsteroidale Antiphlogistika und hochdosierte Glucocorticoide üblicherweise nur über einen kürzeren Zeitraum eingenommen, dann sollte die Dosis deutlich reduziert werden. Anzeichen eines möglichen Magen-Darm-Ulkus sind kneifende Schmerzen im Oberbauch oder Blut im Stuhl („Teerstuhl"). In solchen Fällen sollte der Patient zum Arzt gehen.

Fallbeispiel

Die PTA fragt die Patientin, ob der Arzt mit ihr das erhöhte Risiko für Magen-Probleme besprochen hat. Die Frau bejaht das und erzählt, dass der Arzt ihr auch gesagt hat, dass sie sich in einer Woche telefonisch melden soll. Auch zeigt sie der PTA eine Musterpackung Omeprazol, die der Arzt ihr mitgegeben hat. Die PTA erläutert der Patientin noch die wichtigsten Anzeichen für eine mögliche Schädigung der Magenschleimhaut und ermuntert sie, bei eventuellen Problemen zeitnah zum Arzt zu gehen.

Das Wichtigste in Kürze

- Die Kombination von nichtsteroidalen Antiphlogistika und Glucocorticoiden erhöht das Risiko für Magen-Darm-Ulzera.
- Wenn notwendig, sollte die Kombination in möglichst niedriger Dosierung und über einen möglichst kurzen Zeitraum eingenommen werden.
- Bei Risikopatienten (höheres Alter, Magen-Darm-Ulzera in der Vorgeschichte) kann die zusätzliche Einnahme eines Protonenpumpenhemmers sinnvoll sein.
- Warnzeichen für Magen-Darm-Ulzera sind kneifende Schmerzen im Oberbauch und dunkel gefärbter Stuhl.

2.8 Acetylsalicylsäure und Ibuprofen

Fallbeispiel

Herr Wagner ist Stammkunde in der Apotheke und möchte heute Ibuprofen-Tabletten kaufen. Die PTA weiß aus der Kundenkartei, dass Herr Wagner an koronarer Herzkrankheit leidet und deshalb täglich 100 mg Acetylsalicylsäure einnimmt.

Interaktionsmeldung

Überwachung bzw. Anpassung nötig

Hintergrund-Informationen

Bei koronarer Herzkrankheit wird Acetylsalicylsäure in niedriger Dosierung (meist 100 mg) als Thrombozytenaggregationshemmer eingesetzt. Der Wirkstoff soll verhindern, dass sich in den Herzkranzgefäßen Blutgerinnsel bilden und einen Herzinfarkt auslösen.

Ibuprofen kann die Schutzwirkung von Acetylsalicylsäure beeinträchtigen. Beide Arzneistoffe sind Hemmstoffe des Enzyms Cyclooxygenase (COX). Ibuprofen bindet zwar an eine andere Stelle des Enzyms, kann die Angriffsstelle von Acetylsalicylsäure jedoch räumlich abschirmen (Abb. 2.4). Das wird dann zum Problem, wenn Ibuprofen gleichzeitig mit oder vor der Acetylsalicylsäure eingenommen wird. Die Einnahme danach ist weniger problematisch, da Acetylsalicylsäure das Enzym irreversibel hemmt und deshalb nicht von Ibuprofen aus der Bindung verdrängt werden kann.

Die Wechselwirkung wird allerdings nur dann relevant, wenn Ibuprofen als Dauertherapie (etwa bei rheumatischen Erkrankungen) über mehrere Tage oder Wochen eingenommen wird. Einzeldosen von Ibuprofen im üblichen Rahmen der kurzfristigen Selbstmedikation sind jedoch unkritisch, da Acetylsalicylsäure eine relativ lange Wirkung auf die Thrombozytenaggregation aufweist.

Mögliche Alternativen zu Ibuprofen sind in der Selbstmedikation Paracetamol, Diclofenac oder Naproxen, für die bisher keine solche Wechselwirkung bekannt ist.

Acetylsalicylsäure als Hemmstoff der Thrombozytenaggregation

Eine Isoform der Cyclooxygenase (COX-1) ist an der Synthese des Botenstoffs Thromboxan A_2 in den Blutplättchen beteiligt. Thromboxan A_2 stimuliert den TP-Rezeptor auf Thrombozyten und fördert so die Aggregation der Blutplättchen. Dadurch entsteht ein Thrombus. Der natürliche Gegenspieler von Thromboxan A_2 ist Prostacyclin, das in den Gefäßendothelzellen gebildet wird und die Aggregation von Thrombozyten hemmt. Da die Gefäßendothelzellen im Gegensatz zu den Thrombozyten einen Zellkern besitzen, können sie die durch Acetylsalicylsäure irreversibel gehemmte COX-1 schnell ersetzen. In den Blutplättchen ist das nicht möglich: Erst neu gebildete Thrombozyten verfügen wieder über eine aktive COX-1. Dadurch resultiert trotz einer relativ kurzen biologischen Halbwertzeit von Acetylsalicylsäure eine relativ lange Hemmung der Thrombozytenaggregation.

Hinweise für den Patienten

Der Patient sollte wissen, dass bei längerfristiger Einnahme Ibuprofen die Schutzwirkung von Acetylsalicylsäure beeinträchtigen kann. Dann ist ein zeitlicher Abstand bei der Einnahme nötig. Die Empfehlung lautet deshalb, Ibuprofen frühestens eine halbe Stunde nach und nicht weniger als acht Stunden vor der täglichen Dosis von Acetylsalicylsäure einzunehmen. Die kurzfristige Einnahme in der Selbstmedikation ist meist ohne Probleme

nötig. Mit Paracetamol, Diclofenac oder Naproxen tritt die Wechselwirkung vermutlich nicht auf.

Fallbeispiel

Die PTA fragt nach, für welchen Zweck Herr Wagner das Ibuprofen einnehmen möchte. Herr Wagner gibt an, dass er gelegentlich, etwa einmal in sechs Wochen, unter Kopfschmerzen leidet. Dann hilft ihm die einmalige Einnahme von Ibuprofen gut. Die PTA weist Herrn Wagner darauf hin, dass bei regelmäßigerer Einnahme von Ibuprofen der Herzschutz durch das Präparat mit Acetylsalicylsäure nur dann gewährleistet ist, wenn Herr Wagner einen zeitlichen Abstand bei der Einnahme einhält.

Das Wichtigste in Kürze

- Acetylsalicylsäure hemmt die Aggregation der Thrombozyten irreversibel.
- Ibuprofen kann die Bindungsstelle von Acetylsalicylsäure am Enzym Cyclooxygenase räumlich abschirmen.
- Dadurch kann Ibuprofen den Herzschutz durch Acetylsalicylsäure beeinträchtigen.
- Die Wechselwirkung ist bei längerer Einnahme von Ibuprofen relevant. Dann sollte der Patient Ibuprofen frühestens eine halbe Stunde nach und nicht weniger als acht Stunden vor der täglichen Dosis von Acetylsalicylsäure einnehmen.
- Bei kurzfristiger Selbstmedikation spielt die Wechselwirkung vermutlich keine Rolle.

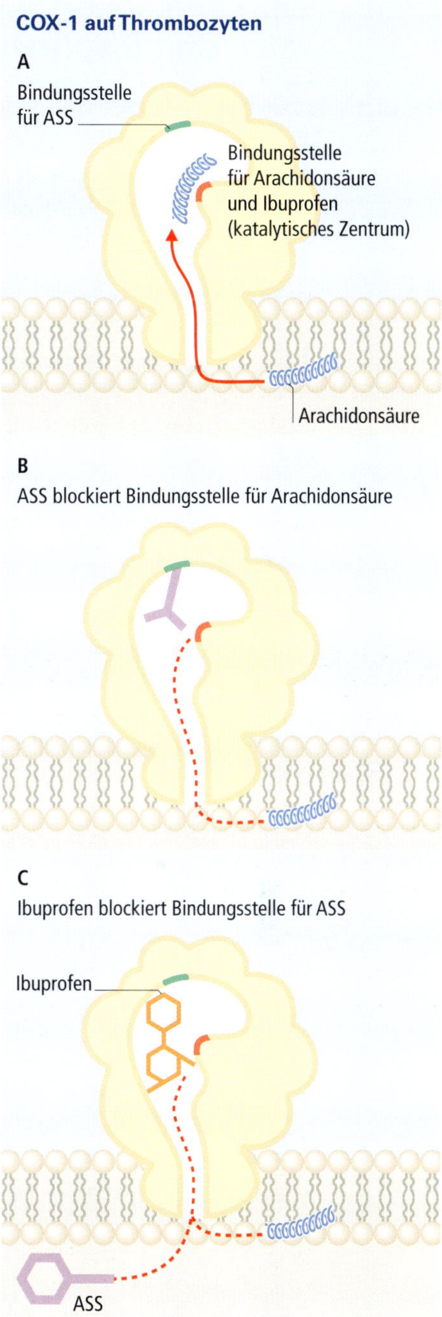

Abb. 2.4 Ibuprofen blockiert die Bindung von ASS an die Cyclooxygenase und kann so die thrombozytenaggregationshemmende Wirkung abschwächen. Modifiziert nach Catella-Lawson 2001

2.9 Mehrwertige Kationen und Bisphosphonate

Fallbeispiel

Bei Frau Wagner hat der Arzt im letzten Jahr eine Osteoporose festgestellt und eine Therapie mit Bisphosphonaten verordnet. Heute löst Frau Wagner wieder ein Rezept über Risedronsäure ein. Dazu verlangt sie ein Präparat mit Calcium und Vitamin D, wie der Arzt es ihr empfohlen hat.

Interaktionsmeldung

Überwachung bzw. Anpassung nötig

Hintergrund-Informationen

Mehrwertige (polyvalente) Kationen können Komplexe mit Bisphosphonaten bilden. Weil die Komplexe schlechter resorbiert werden, sinkt die geringe Bioverfügbarkeit der Bisphosphonate noch weiter. Dadurch nimmt die Wirksamkeit der Therapie ab.

Mehrwertige Kationen (Auswahl)
- Ca^{2+}
- Mg^{2+}
- Al^{3+}
- Zn^{2+}
- $Fe^{2+/3+}$

Die wichtigsten Quellen für mehrwertige Kationen sind Milch und Milchprodukte (Calcium), mineralstoffreiche Mineralwässer (Calcium und Magnesium), Antazida (Calcium, Magnesium, Aluminium) und Mineralstoffpräparate. Wichtige Interaktionspartner von mehrwertigen Kationen sind neben Bisphosphonaten Schilddrüsenhormone (▸Kap. 2.2), Tetrazykline und Gyrasehemmer (▸Kap. 3.1).

Hinweise für den Patienten

Für Osteoporose-Patienten ist es nicht immer leicht zu verstehen: Sie sollen sich calciumreich ernähren, in der Regel auch Calciumpräparate einnehmen – aber die verordneten Bisphosphonate dürfen nicht zeitgleich mit mehrwertigen Kationen eingenommen werden. Der empfohlene Abstand unterscheidet sich für die einzelnen Substanzen und beträgt nach den Angaben in den Fachinformationen zwischen 30 und 60 Minuten nach der Einnahme des Bisphosphonats. Die ABDA-Datenbank empfiehlt zur Sicherheit einen zweistündigen Abstand. Der Patient sollte das Bisphosphonat mit einem großen Glas Leitungswasser, nicht mit Mineralwasser einnehmen.

Tab. 2.1 Empfehlungen für die Einnahme von häufig verordneten oralen Bisphosphonaten (Angaben in den Fachinformationen)

Wirkstoff	Einnahme von mehrwertigen Kationen
Alendronat	Frühestens 30 Minuten nach dem Bisphosphonat
Risedronat	Frühestens 30 Minuten nach dem Bisphosphonat
Ibandronat	Frühestens 60 Minuten nach dem Bisphosphonat und mindestens 6 Stunden vorher

Es ist sinnvoll, gemeinsam mit dem Patienten eine Strategie für die Einnahme des Calciumpräparats zu entwickeln (◻ Tab. 2.1). Bei einmal täglicher Einnahme des Bisphosphonats (in der Regel vor dem Frühstück) kann der Patient das Calciumpräparat zu einer anderen Mahlzeit einnehmen: Wird das Calciumpräparat einmal täglich dosiert, ist etwa die Gabe zum Abendessen möglich, bei zweimal täglicher Gabe jeweils zum Mittag- und Abendessen. Wenn der Patient ein Bisphosphonat-Präparat erhält, das nur einmal wöchentlich eingenommen werden muss, kann er die Einnahme des Calciumpräparats immer auf eine andere Mahlzeit als das Frühstück legen. Es ist auch möglich, am Einnahmetag des Bisphosphonats auf die Gabe des Calciumpräparats zu verzichten.

Gerade bei älteren Patienten kann auch die Verwendung von Wochenpackungen sinnvoll sein. Bei diesen Präparaten enthält die Packung an einem Tag die wöchentliche Dosis des Bisphosphonats, an den anderen sechs Tagen Calcium oder Calcium und Vitamin D. Durch diese „intelligente" Verpackung wird die Einnahme für den Patienten erleichtert und Wechselwirkungen lassen sich vermeiden.

Bei der Abgabe von Bisphosphonaten sollten Sie berücksichtigen, dass Ihre Kunden Mineralstoffe auch aus anderen Quellen bekommen können, etwa in Form von Brausetabletten aus dem Drogeriemarkt – darauf sollten Sie Ihre Kunden explizit hinweisen. Das empfohlene calciumreiche Mineralwasser ist zwar gut für die Knochen, sollte aber nicht zum Herunterspülen des Bisphosphonats genutzt werden.

Fallbeispiel

Die PTA fragt Frau Wagner: „Wie nehmen Sie Ihre Mittel denn ein?" Frau Wagner antwortet: „Ach, ich nehme die beide gleich morgens nach dem Aufstehen – ich soll ja eine halbe Stunde Abstand zum Frühstück halten." Die PTA erklärt Frau Wagner, dass es für sie zwar wichtig ist, genügend Calcium zu sich zu nehmen. Allerdings kann der Körper das Osteoporose-Mittel nicht richtig aufnehmen, wenn es in direkten Kontakt mit dem Calcium kommt. Sie schlägt Frau Wagner vor, an dem Wochentag, an dem sie das Bisphosphonat einnimmt, das Calciumpräparat entweder wegzulassen oder erst zum Abendessen einzunehmen. Wenn ihr das zu kompliziert ist, kann der Arzt auch ein Präparat verordnen, bei dem leichter ersichtlich ist, welche Tablette Frau Wagner an welchem Tag einnehmen soll.

Das Wichtigste in Kürze

» Bisphosphonate gehen Wechselwirkungen mit mehrwertigen Kationen ein. Dadurch ist die Wirksamkeit der Osteoporose-Therapie gefährdet.
» Diese Interaktion lässt sich durch einen zweistündigen Abstand vermeiden.
» Die Patienten sollten die notwendige Einnahme von Calcium auf eine andere Tageszeit verlegen.

2.10 Nichtsteroidale Antiphlogistika und Serotonin-Reuptake-Hemmer

Fallbeispiel

Frau Dölling ist eine ältere Dame von 75 Jahren. Der Hausarzt hat Frau Dölling wegen Depressionen seit einigen Wochen Citalopram verordnet. Heute kommt die Patientin in die Apotheke und verlangt ein Ibuprofen-Präparat für die Hausapotheke.

Interaktionsmeldung

Überwachung bzw. Anpassung nötig

Hintergrund-Informationen

Serotonin-Reuptake-Hemmer wie Citalopram und nichtsteroidale Antiphlogistika wie Ibuprofen hemmen auf verschiedenen Wegen die Thrombozytenaggregation und erhöhen so das Risiko für Blutungen (Abb. 2.5). Serotonin-Reuptake-Hemmer hemmen die Aufnahme von Serotonin nicht nur in Neuronen, sondern auch in Thrombozyten. Serotonin wird nach einer Verletzung aus Thrombozyten freigesetzt, verstärkt die Aggregation der Blutplättchen und sorgt dafür, dass sich die Blutgefäße im verletzten Gewebe zusammenziehen. An der Thrombozytenaggregation ist auch der Botenstoff Thromboxan A_2 beteiligt, dessen Bildung über die Cyclooxygenase durch nichtsteroidale Antiphlogistika unterdrückt wird. Nichtsteroidale Antiphlogistika hemmen außerdem die Bildung von schleimhautschützenden Prostaglandinen und wirken ulzerogen. Besonders das Risiko für Blutungen im Gastrointestinaltrakt steigt durch die Interaktion (um das 3- bis 15-Fache).

Besonders gefährdet durch die Wechselwirkung sind Patienten, bei denen in der Vergangenheit bereits einmal gastrointestinale Blutungen aufgetreten sind. Auch bei älteren Patienten kommt die Interaktion häufiger vor.

Grundsätzlich kann die Interaktion bei allen Serotonin-Reuptake-Hemmern (wie Citalopram, Sertralin, Duloxetin, Venlafaxin) sowie bei allen nichtsteroidalen Antiphlogistika (etwa Ibuprofen, Diclofenac, Naproxen) und COX-2-Hemmern (wie Celecoxib, Etoricoxib) auftreten. Ein besonders hohes Risiko besteht bei Acetylsalicylsäure. Diese Substanz sollte in der Selbstmedikation bei Einnahme von Serotonin-Reuptake-Hemmern vermieden werden. Eine mögliche Alternative mit geringerem Risiko für

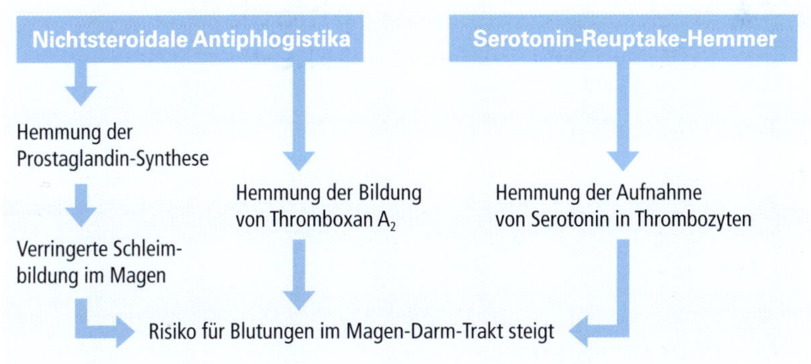

Abb. 2.5 Durch die gleichzeitige Anwendung von nichtsteroidalen Antiphlogistika und Serotonin-Reuptake-Hemmer steigt die Gefahr von gastrointestinalen Blutungen.

gastrointestinale Blutungen ist Paracetamol. Ist die gleichzeitige Anwendung von nichtsteroidalen Antiphlogistika, besonders in höheren Dosierungen und/oder über einen längeren Zeitraum notwendig, kann es für den Patienten auch sinnvoll sein, mit dem Arzt über weitere Schutzmaßnahmen für die Magenschleimhaut zu sprechen, etwa die Einnahme von Protonenpumpenhemmern.

Mögliche Symptome von gastrointestinalen Blutungen

- schwarz gefärbter Stuhl („Teerstuhl")
- kneifende Schmerzen im Oberbauch, Übelkeit, Völlegefühl
- Erbrechen von Blut (kaffeesatzartig gefärbt)

Hinweise für den Patienten

Der Patient sollte bei Behandlung mit Serotonin-Reuptake-Hemmern nichtsteroidale Antiphlogistika in der Selbstmedikation nur so niedrig dosiert und so kurz wie möglich einnehmen. Es ist wichtig, dass er das Risiko sowie mögliche Symptome von gastrointestinalen Blutungen kennt. Besonders bei weiteren Risikofaktoren ist es möglicherweise sinnvoll, auf Paracetamol auszuweichen.

Fallbeispiel

Auf Nachfrage erfährt die PTA, dass Frau Dölling schon öfter Probleme mit dem Magen hatte. Die PTA erklärt Frau Dölling die Wechselwirkung zwischen dem Antidepressivum und dem gewünschten Analgetikum. Die Patientin berichtet außerdem, dass sie in der Vergangenheit die Erfahrung gemacht hat, dass Paracetamol ihr gegen gelegentliche Kopfschmerzen genauso gut hilft wie Ibuprofen. Deshalb empfiehlt die PTA Frau Dölling, für die Hausapotheke lieber ein Präparat mit Paracetamol zu erwerben. Sie bespricht mit der Patientin außerdem mögliche Symptome von gastrointestinalen Blutungen und ermuntert sie dazu, bei eventuell auftretenden Problemen mit dem Arzt zu sprechen.

Das Wichtigste in Kürze

- Nichtsteroidale Antiphlogistika verstärken das Risiko von Serotonin-Reuptake-Hemmern für gastrointestinale Blutungen.
- Besonders gefährdet sind Patienten mit zurückliegenden Magen-Darm-Blutungen und im höheren Lebensalter.
- Acetylsalicylsäure weist ein besonders hohes Risiko auf.
- Bei Risikopatienten ist Paracetamol häufig eine gute Alternative.
- Der Patient sollte die Symptome von gastrointestinalen Blutungen kennen.

2.11 Betablocker und Betasympathomimetika

Fallbeispiel

Herr Winkler leidet unter leichtem Belastungsasthma und benutzt deshalb gelegentlich Salbutamol, wenn er schlecht Luft bekommt. Bei einem Besuch beim Augenarzt wurden jetzt ein erhöhter Augeninnendruck und erste Glaukomschäden festgestellt. Um das Fortschreiten des Glaukoms aufzuhalten, hat der Augenarzt Timolol-Augentropfen verordnet.

Interaktionsmeldung

Überwachung bzw. Anpassung nötig

Hintergrund-Informationen

Betablocker und Betasympathomimetika greifen beide an β-Rezeptoren an, allerdings mit entgegengesetzter Wirkung. Betablocker können daher die Wirksamkeit von Betasympathomimetika beeinträchtigen. Dabei handelt es sich um eine pharmakodynamische Interaktion. Außerdem kann die Anwendung von Betablockern bei Patienten mit obstruktiven Atemwegserkrankungen wie Asthma auch unabhängig von der Interaktion etwa zu vermehrter Kurzatmigkeit führen oder sogar einen Asthmaanfall auslösen. Wahrscheinlich kann bei einer Blockade der β_2-Rezeptoren die Bronchialmuskulatur nicht ausreichend auf andere Einflüsse reagieren, die zu einer Erweiterung der Bronchien führen (etwa eine Aktivierung des Sympathikus).

Ob und in welchem Ausmaß Probleme auftreten, hängt von mehreren Faktoren ab. So verschlechtern Betablocker die Lungenfunktion bei Patienten mit Asthma stärker als bei Patienten mit chronisch-obstruktiver Lungenerkrankung (COPD). Weniger stark ist die Interaktion ausgeprägt, wenn es sich bei dem Betablocker um einen β_1-selektiven Wirkstoff wie Atenolol oder Metoprolol in niedriger Dosierung handelt, da die Betasympathomimetika wie Salbutamol hauptsächlich an den β_2-Rezeptor angreifen. Die Selektivität für den Rezeptor-Subtyp nimmt jedoch in höheren Dosierungen ab. Bei Augentropfen mit Betablockern, wie sie beim Glaukom eingesetzt werden, muss man davon ausgehen, dass über den Tränenkanal relevante Mengen des Wirkstoffs in den systemischen Kreislauf übergehen. Außerdem wird so der First-Pass-Effekt in der Leber umgangen, so dass höhere Wirkspiegel im Blut resultieren können.

Deshalb sollten bei Asthmapatienten sowohl unselektive als auch β_1-selektive Betablocker außer in Ausnahmefällen nicht eingesetzt werden. Das gilt auch für die Anwendung in Form von Augentropfen. Leidet der Patient an COPD, kann der Arzt β_1-selektive Betablocker in möglichst niedriger Dosierung einsetzen, wenn es notwendig ist. Eine Überwachung der Patienten wird empfohlen.

Betaselektivität

Pharmakologen unterscheiden mehrere Arten von β-Rezeptoren. Zu den wichtigsten gehören β_1- und β_2-Rezeptoren. β_1-Rezeptoren kommen mit besonderer Dichte am Herzen vor, während Effekte an der Bronchialmuskulatur, der Leber oder dem Uterus vor allem über β_2-Rezeptoren vermittelt werden. Bei den Betablockern gibt es Substanzen, die stärker an β_1-Rezeptoren binden („β_1-selektive Betablocker" wie Atenolol oder Metoprolol), und solche, die keine Präferenz für einen der beiden Rezeptoren aufweisen („unselektive Betablocker", etwa Propranolol). Weil β_1-Rezeptoren vermehrt am Herzen vorkommen, werden die Wirkstoffe mit bevorzugter Bindung an diesen Rezeptor-Subtyp auch (nicht ganz richtig) als „kardioselektive Betablocker" bezeichnet. Die Selektivität ist allerdings nur relativ und geht mit höherer Dosierung verloren.

Hinweise für den Patienten

Der Patient kann die systemische Resorption verringern, indem er den Tränenkanal nach der Applikation der Augentropfen mit sanftem Druck auf den inneren Augenwinkel für einige Minuten verschließt.

Fallbeispiel

Die PTA fragt Herrn Wagner, ob er den Augenarzt über sein Asthma informiert hat. Herr Wagner verneint das und stimmt zu, dass die PTA den Augenarzt anruft. Dieser ist dankbar für den Hinweis und erklärt, dass er in diesem Fall Augentropfen mit einem anderen Arzneistoff verordnen will. Er bittet darum, dass Herr Wagner in der Praxis das neue Rezept abholt.

Das Wichtigste in Kürze

- Betablocker können die Wirkung von Betasympathomimetika durch einen direkten Antagonismus abschwächen.
- Bei Patienten mit obstruktiven Atemwegserkrankungen wie Asthma können Betablocker einen akuten Asthmaanfall auslösen.
- Bei Asthmapatienten sollten Betablocker auch in Form von Augentropfen sicherheitshalber nicht eingesetzt werden.

2.12 ACE-Hemmer und kaliumsparende Diuretika

Fallbeispiel

Herr Herz leidet seit einiger Zeit an einer Herzinsuffizienz und wird mit Enalapril behandelt. Bei seinem Besuch in der Apotheke bringt er ein Rezept über Spironolacton mit. Auf Nachfrage erklärt er: „Die neuen Tabletten soll ich jetzt zusätzlich einnehmen."

Interaktionsmeldung

Überwachung bzw. Anpassung nötig

Hintergrund-Informationen

Die Kombination von kaliumsparenden Diuretika und ACE-Hemmern bzw. AT_1-Antagonisten kann dazu führen, dass die Kaliumspiegel ansteigen. Dabei verstärken sich die Wirkungsmechanismen der beiden Arzneistoffgruppen: Die kaliumsparenden Diuretika hemmen die Wirkung von Aldosteron, das in der Niere für die Ausscheidung von Kalium verantwortlich ist. ACE-Hemmer und AT_1-Antagonisten beeinflussen nicht nur die Weite der Blutgefäße, sondern reduzieren auch die Aldosteron-Konzentration im Blut. Durch diese synergistische Wirkung kann sich eine Hyperkaliämie (Kaliumkonzentration im Blut > 5 mmol/l) entwickeln. Die erhöhten Kaliumspiegel können Muskelschwäche und Missempfindungen wie Kribbeln oder Prickeln (Parästhesien) auslösen, aber auch das Herz betreffen (Entstehung einer Bradykardie und Veränderungen im EKG).

Diese Wechselwirkung ist besonders relevant und wahrscheinlich, wenn der betroffene Patient weitere Risikofaktoren aufweist. Dazu gehören etwa eine gestörte Nierenfunktion, höheres Lebensalter, Diabetes oder die Einnahme von weiteren Medikamenten mit Wirkung auf den Kaliumspiegel. In Einzelfällen kann die Kombination zu einem Herzstillstand mit Todesfolge führen.

Zur Senkung eines erhöhten Blutdrucks sollte der Arzt möglichst nicht auf die Kombination der Medikamente zurückgreifen. Bei Herzinsuffizienz ist ein Einsatz möglich, wenn die kaliumsparenden Diuretika niedrig dosiert (maximal 25 mg pro Tag) und die Kaliumspiegel überwacht werden. Ungeeignet ist die Kombination bei Niereninsuffizienz.

Wirkstoffe mit Hyperkaliämie-Risiko

Eine Reihe von Arzneistoffen können die Kaliumwerte im Blut erhöhen und damit das Risiko für eine Hyperkaliämie ansteigen lassen. Das gilt besonders, wenn zwei oder mehrere dieser Arzneistoffe gleichzeitig eingenommen werden. An der Erhöhung der Kaliumwerte können verschiedene Mechanismen beteiligt sein: So verringern kaliumsparende Diuretika wie Amilorid die Ausscheidung von Kalium, indem sie den Gradienten zwischen dem Intrazellulär-Raum und den Nierentubuli beeinflussen. Über den gleichen Mechanismus kann auch Trimethoprim den Kaliumspiegel ansteigen lassen. Aldosteron-Antagonisten wie Spironolacton hemmen die Bindung von Aldosteron an den Rezeptor und beeinflussen so die Kaliumausscheidung. ACE-Hemmer und AT_1-Antagonisten verringern die Aldosteronsynthese, während Ciclosporin und Tacrolimus die Renin-Freisetzung und indirekt damit auch die Bildung von Aldosteron hemmen. Bei Verwendung von kaliumhaltigen Nahrungsergänzungsmitteln oder Salzersatzprodukten steigen die Kaliumspiegel durch die erhöhte Kaliumzufuhr.

Hinweise für den Patienten

Durch Nachfrage beim Patienten lässt sich häufig herausfinden, ob der Arzt regelmäßige Kontrolltermine zur Bestimmung von Kaliumspiegeln und zur Überwachung der Herz- und Nierenfunktion angesetzt hat. Aufmerksamkeit ist aber geboten, wenn Verordnungen von verschiedenen Ärzten vorliegen und der Patient den Arzt nicht auf die Einnahme des anderen Medikaments hingewiesen hat. Hier kann eine Rückfrage beim Arzt sinnvoll sein.

Fallbeispiel

Die PTA fragt bei Herrn Herz nach, ob der Arzt über weitere Kontrolltermine gesprochen hat. Herr Herz ist gut informiert und weiß, dass der Arzt die Kaliumspiegel überwachen will und auch die Funktion von Herz und Niere. Die PTA bespricht mit Herrn Herz, dass er bei allen Ärzten und auch in der Apotheke immer darauf hinweisen soll, dass er mit dieser Kombination von Arzneistoffen behandelt wird. Dann lassen sich Auswirkungen anderer Arzneimittel auf den Kaliumspiegel überwachen.

Das Wichtigste in Kürze

- Kaliumsparende Diuretika wie Spironolacton verstärken die kaliumretinierende Wirkung von ACE-Hemmern und AT_1-Antagonisten.
- In der Folge können sich gefährliche Hyperkaliämien entwickeln.
- Wenn die gemeinsame Anwendung notwendig ist, sollte der Arzt die Kaliumspiegel sowie Herz- und Nierenfunktion regelmäßig überwachen.
- Die Dosis des kaliumsparenden Diuretikums sollte möglichst niedrig gewählt werden.
- Der Patient sollte bei weiteren Verordnungen von Arzneimitteln oder in der Selbstmedikation auf die Kombination hinweisen.

2.13 Nichtsteroidale Antiphlogistika und Thrombozytenaggregationshemmer

Fallbeispiel

Herr Müller ist nach seinem Herzinfarkt gerade aus dem Krankenhaus entlassen worden. Seine Frau kommt heute mit einem Rezept vom Hausarzt in die Apotheke. Darauf sind ASS 100 und Clopidogrel verordnet.

Interaktionsmeldung

Überwachung bzw. Anpassung nötig

Hintergrund-Informationen

An der Bildung von Thromben sind unter anderem die Botenstoffe ADP als auch Thromboxan A_2 beteiligt, die die Aggregation der Thrombozyten vermitteln. Nichtsteroidale Antiphlogistika wie Acetylsalicylsäure unterdrücken durch die Hemmung der Cyclooxygenase die Bildung von Thromboxan A_2. Clopidogrel, Prasugrel, Ticlopidin und Ticagrelor blockieren die Bindung von Adenosindiphosphat (ADP) an den ADP-Rezeptor auf der Oberfläche der Thrombozyten. Werden nichtsteroidale Antiphlogistika und Thrombozytenaggregationshemmer gleichzeitig gegeben, verstärkt sich die Wirkung (pharmakodynamische Interaktion). Dadurch sinkt das Risiko für die Bildung von Blutgerinnseln. Allerdings steigt auch das Blutungsrisiko an.

Außerdem wirken nichtsteroidale Antiphlogistika durch die Hemmung der Cyclooxygenase zusätzlich ulzerogen, da sie die Synthese der schleimhautprotektiven Prostaglandine hemmen. Das erhöhte Blutungsrisiko durch die Kombination von nichtsteroidalen Antiphlogistika und Thrombozytenaggregationshemmern betrifft besonders den Magen-Darm-Trakt.

Die verstärkte Hemmung der Thrombozytenaggregation in der Kombination von Acetylsalicylsäure (niedrig dosiert, in der Regel 100 mg pro Tag) und Clopidogrel oder Prasugrel ist aber therapeutisch erwünscht, wenn es etwa gilt, einen weiteren Herzinfarkt zu verhindern. Die Kombination ist damit therapeutisch sinnvoll, auch wenn das Risiko für Blutungen höher ist.

Hinweise für den Patienten

Die Patienten sollten mögliche Warnzeichen von gastrointestinalen Blutungen kennen. Dazu gehören etwa kneifende Schmerzen im Oberbauch, Übelkeit, Völlegefühl, schwarz gefärbter Stuhl („Teerstuhl"), bei akuten großen Blutungen auch Erbrechen von Blut (kaffeesatzartig gefärbt). Werden Analgetika, etwa bei Kopfschmerzen, in der Selbstmedikation benötigt, ist die Einnahme von Paracetamol sinnvoll, weil dieser Arzneistoff im Gegensatz zu nichtsteroidalen Antiphlogistika wie Ibuprofen oder Diclofenac das Risiko für Magen-Darm-Blutungen nicht weiter erhöht. Wenn Paracetamol die Schmerzen nicht ausreichend lindert, kann der Patient auch auf nichtsteroidale Antiphlogistika ausweichen, wenn die Einnahme nur selten bei Bedarf und kurzfristig für zwei bis drei Tage erfolgt. Die Voraussetzung dafür ist aber, dass der Patient in der Vergangenheit nicht unter Magenbeschwerden oder bekannten Ulcera im Magen-Darm-Trakt gelitten hat.

Thrombozytenaggregationshemmer

Hemmstoffe der Thrombozytenaggregation werden bei verschiedenen Indikationen eingesetzt, etwa der Primär- und Sekundärprävention eines Herzinfarkts sowie bei transienten ischämischen Attacken (TIA, eine Durchblutungsstörung des Gehirns mit reversiblen neurologischen Ausfällen). Neben Acetylsalicylsäure und Dipyridamol gehören auch ADP-Hemmer wie Clopidogrel, Ticagrelor oder Prasugrel und Glykoprotein-IIb/IIIa-Antagonisten (z. B. Abciximab) zu den Thrombozytenaggregationshemmern.

Fallbeispiel

Die PTA erkennt schnell, dass es sich bei der Warnmeldung um eine beabsichtigte und erwünschte Interaktion handelt. Sie bespricht aber mit Frau Müller, dass ihr Mann auf mögliche Symptome von gastrointestinalen Blutungen achten sollte. Sie weist die Kundin außerdem auch darauf hin, dass Herr Müller bei der Einnahme von Schmerzmitteln in der Selbstmedikation möglichst auf Paracetamol ausweichen sollte.

Das Wichtigste in Kürze

- Nichtsteroidale Antiphlogistika verstärken das Risiko für gastrointestinale Blutungen bei der Behandlung mit Thrombozytenaggregationshemmern.
- Die verstärkte Hemmung der Thrombozytenaggregation ist bei der Kombination von Acetylsalicylsäure in niedriger Dosierung und Clopidogrel, etwa nach einem Herzinfarkt, erwünscht.
- Die Patienten sollten auf mögliche Symptome von gastrointestinalen Blutungen achten.
- Für die Selbstmedikation von anderen Schmerzen empfiehlt sich Paracetamol.

2.14 Betablocker und α_2-Agonisten

Fallbeispiel

Ein unbekannter Patient kommt in die Apotheke mit einem Rezept, auf dem Atenolol und Clonidin verordnet sind. Das Rezept stammt von einem Internisten.

Interaktionsmeldung

Gleichzeitige Anwendung nicht empfohlen

Hintergrund-Informationen

Betablocker und α_2-Agonisten verstärken sich gegenseitig in ihrer blutdrucksenkenden und bradykarden Wirkung. α_2-Agonisten greifen an verschiedenen Stellen im Körper an, vor allem auch im Zentralnervensystem, und senken die Aktivität des Sympathikus (Antisympathotonika). Dadurch wird weniger Noradrenalin ausgeschüttet. Betablocker dagegen verhindern die Bindung von Noradrenalin an den β-Rezeptoren. Dadurch wirken die Substanzen synergistisch: Der Blutdruck und die Herzfrequenz sinken.

Diese gegenseitige Wirkungsverstärkung kann bei der Behandlung des hohen Blutdrucks erwünscht sein, wenn sich eine Hypertonie sonst nicht anders behandeln lässt. Weil aber auch erhebliche Nebenwirkungen auftreten können, wird die Kombination nicht für die Routineanwendung empfohlen. Sie sollte nur in speziellen Fällen von einem erfahrenen Arzt verordnet werden, der Blutdruck und Herzfunktion des Patienten regelmäßig überwacht.

Als weiterer Effekt kann sich bei der Kombinationsbehandlung ein Rebound-Effekt mit Entzugshochdruck entwickeln, wenn der α_2-Agonist abgesetzt wird. Vermutlich reichern sich die Neurotransmitter, die während der Behandlung mit dem α_2-Agonisten in einem geringeren Maß ausgeschüttet werden, in den Vesikeln der Synapsen an. Nach dem Absetzen können die Neurotransmitter dann abrupt freigesetzt werden. Da die Betablocker nur die β-Rezeptoren, nicht aber die α-Rezeptoren abschirmen, können die Neurotransmitter den Sympathikus über die α-Rezeptoren stimulieren. In der Folge steigt der Blutdruck an, außerdem können Unruhe, Kopfschmerzen, Erbrechen, Herzklopfen, Schwindel, Schwitzen und Zittern auftreten (Abb. 2.6). Der Entzugshochdruck kann möglicherweise lebensbedrohlich werden. Bei einem Wechsel der Medikation ist es deshalb wichtig, dass zuerst die Dosis des Betablockers schrittweise gesenkt wird und dann erst die des α_2-Agonisten.

Die Wechselwirkung kann mit selektiven und unselektiven Betablockern auftreten, auch alle α_2-Agonisten wie Clonidin, Moxonidin und Methyldopa sind betroffen. Die Interaktion ist auch für Augentropfen zu erwarten, die diese Arzneistoffe enthalten, da auch bei der Anwendung am Auge systemisch wirksame Konzentrationen im Blut resultieren können.

Bei der Abgabe der verordneten Arzneimittel sollte sich die PTA vergewissern, dass die Kombination absichtlich verordnet wurde und der Arzt die erforderlichen Kontrollen durchführt. Vor allem bei Verordnung der Substanzen auf zwei Rezepten durch verschiedene Ärzte kann deshalb eine Nachfrage notwendig sein.

Hinweise für den Patienten

Der Patient sollte wissen, dass die Kombination den Blutdruck stark senken kann und dass regelmäßige Kontrollen beim Arzt notwendig sind. Auch ist

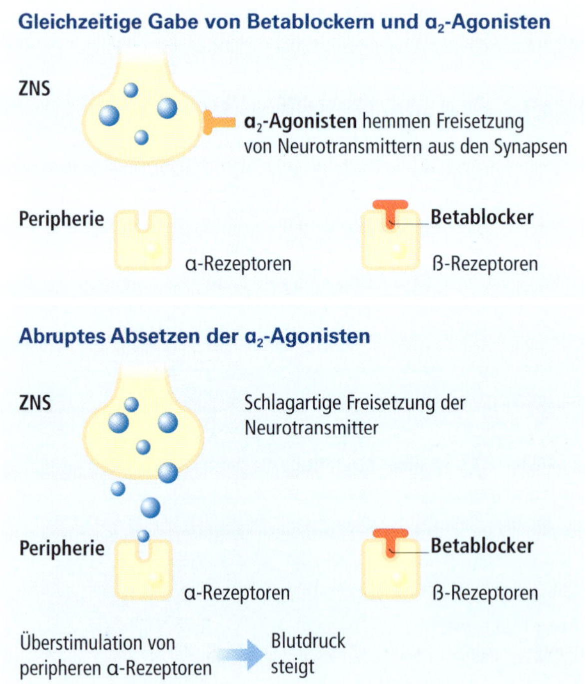

Abb. 2.6 Bei der Kombination von Betablockern und α_2-Agonisten kann sich ein Entzugshochdruck entwickeln, wenn der α_2-Agonist abrupt abgesetzt wird.

es sinnvoll, dass er von den Gefahren beim abrupten Absetzen weiß und verdächtige Symptome eines starken Blutdruckanstiegs wie Kopfschmerzen, Erbrechen, Schwindel und Unruhe kennt.

> ***Fallbeispiel***
>
> Auf Nachfrage berichtet der Patient, dass er bereits einige Mittel zur Senkung des hohen Blutdrucks ausprobiert hat, die aber nicht erfolgreich waren. Der Internist hat ihn darauf hingewiesen, dass er selbst den Blutdruck messen und die Termine zur regelmäßigen Kontrollen der Herzfunktion in der Arztpraxis einhalten soll. Ihm ist auch bewusst, dass er die Mittel nicht auf eigene Faust absetzen darf. Die PTA ist sich sicher, dass sowohl Arzt als auch Patient die Risiken der Kombination kennen und der Patient überwacht wird. Deshalb gibt sie die Mittel ohne Rücksprache mit dem Arzt ab.

Rebound-Effekt

Als Rebound-Effekt oder Rebound-Phänomen bezeichnet man in der Pharmakologie eine überschießende Reaktion nach dem Absetzen eines Medikaments. Solche Effekte sind etwa beim abrupten Absetzen von Betablockern bekannt (verstärkte Tachykardie und Hypertonie), aber auch bei Benzodiazepinen (verstärkte Schlaflosigkeit und Angststörungen). Um Rebound-Phänomen zu vermeiden, wird bei den betreffenden Arzneistoffen die Dosis in der Regel langsam reduziert („ausgeschlichen“).

Das Wichtigste in Kürze

- Die gleichzeitige Gabe von Betablockern und α_2-Agonisten kann den Blutdruck stark senken. Beim Absetzen besteht das Risiko für einen überschießenden Blutdruckanstieg.
- Die Kombination wird nicht empfohlen. Wird sie dennoch eingesetzt, müssen Blutdruck und Herzfunktion überwacht werden.
- Der Patient soll die Mittel nicht auf eigene Faust absetzen und so einnehmen, wie der Arzt es verordnet hat.

2.15 Statine und Vitamin-K-Antagonisten

> ***Fallbeispiel***
>
> Frau Meyer hat vor einiger Zeit künstliche Herzklappen eingesetzt bekommen und nimmt seitdem Phenprocoumon ein. Weil sie außerdem einige Risikofaktoren für Herz-Kreislauf-Erkrankungen aufweist, hat der Hausarzt ihr jetzt auch Simvastatin verordnet. Heute bringt Frau Meyer das Rezept in die Apotheke.

Interaktionsmeldung

Vorsichtshalber überwachen

Hintergrund-Informationen

Bei der gleichzeitigen Einnahme von Statinen und Vitamin-K-Antagonisten kann sich die Thromboplastinzeit verlängern. Dadurch steigt das Risiko für Blutungen. Dieser Effekt kann sich innerhalb weniger Wochen bemerkbar machen. Wie die Interaktion entsteht, ist nicht vollständig geklärt. Vermutlich sind daran mehrere Mechanismen beteiligt, wie eine Hemmung von CYP2C9 und Veränderungen der Plasmaproteinbindung.

Die Wechselwirkung ist für Phenprocoumon und Warfarin relevant. Beschrieben ist sie für einige Statine wie Atorvastatin, Fluvastatin, Lovastatin, Rosuvastatin und Simvastatin, erwartet werden muss sie auch für Pitavastatin. Allerdings gibt es auch Berichte, dass Atorvastatin die Wirksamkeit von Warfarin vorübergehend abschwächen kann. Durch die Wechselwirkung kann eine Anpassung der Antikoagulanzien-Dosis notwendig sein (in der Regel Dosisverringerung, bei Atorvastatin unter Umständen eine Dosiserhöhung).

Thromboplastinzeit

Die Thromboplastinzeit als Maß für die Gerinnbarkeit des Blutes beschreibt, wie schnell nach der Zugabe des Thromboplastin-Reagenz das im Blut enthaltene Fibrin polymerisiert. Früher wurde die Thromboplastinzeit häufig als Quick-Wert angegeben. Dazu wird berechnet, wie schnell die Blutprobe im Vergleich zu Normalplasma gerinnt. Der Quick-Wert wird daher in Prozent angegeben. Allerdings variiert der Quick-Wert in Abhängigkeit davon, welches Thromboplastin für die Messung verwendet wird. Werte aus verschiedenen Laboren oder mit Reagenzien verschiedener Hersteller können deshalb unterschiedliche Ergebnisse liefern. Deshalb sollte für die Therapieüberwachung bei Vitamin-K-Antagonisten die Thromboplastin-Zeit heute als INR-Wert (INR = International Normalized Ratio) angegeben werden. Bei dieser Umrechnung wird zusätzlich die Sensitivität des Thromboplastin-Reagenz im Vergleich zu einem internationalen Standard berücksichtigt. Dadurch wird die Vergleichbarkeit der Messergebnisse gewährleistet.

Hinweise für den Patienten

Zu Beginn der gleichzeitigen Behandlung mit Statinen und Vitamin-K-Antagonisten sollten die Blutgerinnungsparameter sorgfältig überwacht werden. Bei Bedarf kann der Arzt die Dosierung der oralen Antikoagulanzien entsprechend anpassen. Wenn Blutungen auftreten, sollte sich der Patient umgehend an seinen Arzt wenden. Das ist etwa der Fall, wenn er Blut im Stuhl oder Urin bemerkt oder Bluterbrechen auftritt. Schmerzhafte Schwellungen können ein Zeichen von inneren Blutungen sein.

Fallbeispiel

Frau Meyer berichtet: „Ich soll jetzt ganz häufig zum Arzt zum Blutuntersuchen – ist das denn wirklich nötig?" Die PTA erklärt Frau Meyer: „Es kann sein, dass die neuen Tabletten dazu führen, dass die Blutgerinnung stärker gehemmt wird als vorher. Der Arzt möchte deshalb die Blutgerinnung besonders am Anfang engmaschig überwachen. So kann er schnell sehen, ob vielleicht die Dosis des Gerinnungshemmers verringert werden muss. Deshalb ist es wichtig, dass Sie die Kontrolltermine einhalten – auch zu Ihrer eigenen Sicherheit!" Auf Nachfrage erzählt die Patientin, dass der Arzt ihr auch schon gesagt hat, dass sie auf mögliche Blutungen achten soll. „Und wenn Sie das jetzt auch sagen, dann ist es vermutlich wirklich am besten, wenn ich immer zu den Terminen gehe."

Das Wichtigste in Kürze

- Statine können die Wirksamkeit von oralen Antikoagulanzien (Vitamin-K-Antagonisten) verstärken.
- Als Folge können vermehrte Blutungen auftreten.
- Der Patient sollte auf Symptome wie Blut im Stuhl oder Urin, Bluterbrechen sowie schmerzhafte Schwellungen achten.
- Besonders in der Einstellungsphase sollte der Arzt die Blutgerinnung sorgfältig überwachen und bei Bedarf die Dosis der oralen Antikoagulanzien anpassen.
- Der Patient sollte über das erhöhte Blutungsrisiko informiert sein und die Kontrolltermine beim Arzt einhalten.

2.16 Trizyklische Antidepressiva und Serotonin-Reuptake-Hemmer

Fallbeispiel

Herr Bolldorf ist Typ-2-Diabetiker und leidet an einer diabetischen Polyneuropathie. Der Hausarzt hat ihm gegen die neuropathischen Schmerzen Amitriptylin verordnet. Weil der Hausarzt in der letzten Untersuchung den Verdacht hatte, dass der Gesundheitszustand bei Herrn Bolldorf vielleicht eine Depression ausgelöst hat, hatte der Patient gestern einen Termin bei einem Psychiater. Heute bringt er ein Rezept über Citalopram mit in die Apotheke.

Interaktionsmeldung

Schwerwiegende Folgen möglich – vorsichtshalber kontraindiziert

Hintergrund-Informationen

Sowohl Amitriptylin als auch Citalopram verlängern die Überleitungsgeschwindigkeit („QT-Zeit" im Elektrokardiogramm) im Herzen. Dadurch können Herzrhythmusstörungen (ventrikuläre Tachykardien und Torsades de pointes) entstehen, die möglicherweise lebensbedrohlich sind. Die Effekte sind dosisabhängig und verstärken sich gegenseitig. Die Interaktion besteht zwischen einer Reihe von trizyklischen Antidepressiva (neben Amitriptylin etwa auch Clomipramin, Doxepin, Imipramin, Opipramol) und Citalopram/Escitalopram.

Besonders gefährdet für die Interaktion sind Patienten mit vorbestehenden Herzerkrankungen oder einer Bradykardie, im fortgeschrittenen Alter, mit Kalium- oder Magnesiummangel (Hypokaliämie, Hypomagnesiämie) oder angeborenen Veränderungen der Reizüberleitung im Herzen (angeborenes Long-QT-Syndrom).

Arzneistoffe, die die QT-Zeit verlängern, sollten möglichst nicht gleichzeitig verordnet werden. Wenn die Behandlung mit beiden Arzneistoffen notwendig ist, wird eine sorgfältige Überwachung der Herzfunktion anhand eines Elektrokardiogramms empfohlen. Die Dosis sollte der Arzt so niedrig wie möglich wählen. Nimmt der Patient Arzneistoffe ein, die den Kaliumspiegel im Blut senken, etwa kaliuretische Diuretika, sollte der Arzt auch die Kaliumserumwerte kontrollieren. Denn zu niedrige Kaliumspiegel können ebenfalls die Überleitungsgeschwindigkeit im Herzen beeinflussen.

Bei anderen Serotonin-Reuptake-Hemmern können auch auf anderen Ebenen Wechselwirkungen mit trizyklischen Antidepressiva entstehen: So können sich als pharmakodynamische Interaktion die Auswirkungen auf das Serotonin-System verstärken und möglicherweise ein Serotonin-Syndrom auslösen. Neben Problemen wie Verwirrtheit und Erregtheit treten dabei auch vegetative Begleiterscheinungen (etwa Schwitzen, Übelkeit, Blutdruckanstieg) und neuromuskuläre Störungen wie Zittern auf. Auch auf pharmakokinetischer Ebene sind Interaktionen möglich: Einige Serotonin-Reuptake-Hemmer wie Fluoxetin oder Paroxetin hemmen Enzyme, die an der Metabolisierung der trizyklischen Antidepressiva beteiligt sind (vor allem CYP2D6). Dadurch können sich die anticholinergen Nebenwirkungen der trizyklischen Antidepressiva verstärken.

Torsades de pointes

Torsades de pointes sind eine spezielle Form von Herzrhythmusstörungen, die sich im Elektrokardiogramm mit einem typischen schraubenförmigen Bild zeigen. Als Symptome können Schwindel- oder Ohnmachtsanfälle auftreten. Gefährlich sind die Torsades de pointes, weil sie in Kammerflimmern und Herzstillstand übergehen können. Wenn die Herzrhythmusstörungen durch eine Kombination von Medikamenten ausgelöst werden, die beide das QT-Intervall verlängern, treten die Probleme nur selten in den ersten Tagen der gemeinsamen Anwendung auf. Am häufigsten sind sie innerhalb des ersten Monats der Behandlung, gelegentlich auch noch später.

Hinweise für den Patienten

Der Patient sollte das Risiko von Herzrhythmusstörungen kennen. Wenn er Schwindel oder Ohnmacht verspürt, sollte er umgehend mit seinem Arzt sprechen. Das gleiche gilt in Situationen, durch die Elektrolytstörungen auftreten können, etwa Durchfall oder Erbrechen. Weil größere Mengen Lakritze kaliuretisch wirken, sollte der Patient sicherheitshalber auf den Genuss von Lakritze vollständig verzichten.

Fallbeispiel

Die PTA fragt Herrn Bolldorf, ob der Psychiater von seinen anderen Medikamenten weiß und mit ihm über das Risiko von Herz-Rhythmus-Störungen gesprochen hat. Herr Bolldorf bestätigt das und fügt hinzu, dass er gleich morgen zum Hausarzt gehen soll, der mit ihm die notwendigen Kontrolltermine bespricht. Die PTA gibt ihm noch einige Hinweise mit, woran er mögliche Probleme erkennen kann und in welchen Situation Herr Bolldorf unbedingt umgehend zu seinem Hausarzt gehen soll.

Das Wichtigste in Kürze

- Amitriptylin und Citalopram verlängern beide die QT-Zeit am Herzen und können so zu ventrikulären Tachykardien und möglicherweise lebensbedrohlichen Torsades-de-pointes-Arrhythmien führen.
- Besonders gefährdet sind Patienten mit Herzerkrankungen, im höheren Alter sowie Elektrolytstörungen.
- Wenn sich die Kombination nicht vermeiden lässt, ist eine sorgfältige EKG-Überwachung der Patienten, bei Bedarf auch die Kontrolle der Elektrolytspiegel notwendig.
- Bei der Kombination anderer Serotonin-Reuptake-Hemmer mit trizyklischen Antidepressiva können sich die anticholinergen und serotonergen Nebenwirkungen verstärken.

2.17 Herzglykoside und kaliuretische Diuretika

Fallbeispiel

Frau Koch ist eine ältere Dame mit einer mittelschweren Herzinsuffizienz, die auf ihren ausdrücklichen Wunsch hin mit Herzglykosiden behandelt wird. In der letzten Zeit haben sich trotz der Therapie Ödeme gebildet. Heute bringt Frau Koch ein Rezept über Torasemid mit in die Apotheke, „damit das Wasser ausgeschwemmt wird“, wie sie erklärt.

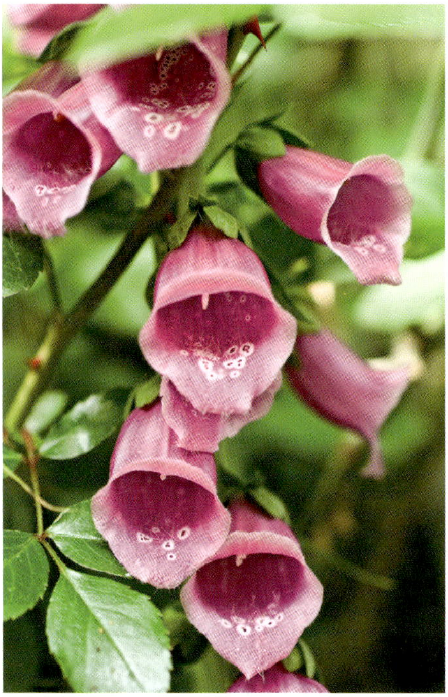

Abb. 2.7 Digitalis-Derivate sind Arzneistoffe mit enger therapeutischer Breite. Deshalb sollten Sie hier besonders auf mögliche Interaktionen achten. © Gabriele Rohde – Fotolia.com

Interaktionsmeldung

Überwachung bzw. Anpassung nötig

Hintergrund-Informationen

Herzglykoside hemmen das Enzym Na^+-K^+-ATPase und erhöhen auf diesem Weg die Schlagkraft des Herzens (positiv inotroper Effekt). Thiaziddiuretika wie Hydrochlorothiazid und Schleifendiuretika wie Furosemid oder Torasemid erhöhen die Ausscheidung von Kalium. Bei erniedrigten Kaliumspiegeln im Blut (Hypokaliämie) binden Herzglykoside stärker an die Na^+-K^+-ATPase. So wird bei einer Hypokaliämie die Wirksamkeit von Herzglykosiden verstärkt. Es können toxische Erscheinungen auftreten wie Herzrhythmusstörungen, Magen-Darm-Beschwerden, Schwindel, Müdigkeit und Sehstörungen (gestörtes Farbensehen und Ausfälle des Gesichtsfeldes) (Abb. 2.8).

Das Risiko steigt, wenn gleichzeitig weitere Arzneimittel eingenommen werden, die ebenfalls zu Kaliumverlusten führen können. Dazu gehören etwa Glucocorticoide, Laxanzien, Insulin oder Theophyllin. Bei Magen-Darm-Infekten, die mit Erbrechen und/oder Durchfall einhergehen, muss ebenfalls mit Kaliumverlusten gerechnet werden. Das gleiche gilt auch für den Verzehr von Lakritze in größeren Mengen. Hier hängen die tatsächlichen Kaliumverluste jedoch von der enthaltenen Menge an Glyzyrrhetinsäure ab, die allerdings in der Regel bei lakritzehaltigen Süßigkeiten nicht deklariert wird. Besonders bei Patienten, die Herzglykoside oder kaliuretische Diuretika einnehmen, ist deshalb Vorsicht geboten.

Um rechtzeitig gegensteuern zu können, sollte der Arzt beim kombinierten Einsatz von kaliuretischen Diuretika und Herzglykosiden die Kaliumspiegel sorgfältig überwachen. Bei Bedarf kann er zur Korrektur der Blutspiegel Kaliumsupplemente verordnen.

Hypokaliämie

Bei einer Hypokaliämie liegen die Kaliumspiegel unter 3,5 mmol/l. Als Normalwerte gelten Kaliumspiegel zwischen 3,6 und 5,0 mmol/l. Eine Hypokaliämie kann durch verschiedene Ursachen entstehen. Dazu gehören etwa Medikamente, die die Kaliumausscheidung über die Niere verstärken (etwa Schleifen- oder Thiaziddiuretika und Glucocorticoide) oder die Verteilung von Kaliumionen aus dem Extrazellulärraum in den Intrazellulärraum begünstigen (etwa Insulin). Enterale Kaliumverluste entwickeln sich durch Erbrechen, Durchfall oder die missbräuchliche Verwendung von Laxanzien. Auch bei Mangelernährung, Resorptionsstörungen oder Alkoholmissbrauch kann durch die verringerte Kaliumzufuhr eine Hypokaliämie entstehen. Die erniedrigten Kaliumspiegel haben Auswirkungen auf eine Reihe von Körperfunktionen: So können Patienten Muskelschwäche, vor allem in den Beinen bemerken, Muskelkrämpfe oder Empfindungsstörungen (Parästhesien) wie Kribbeln. Auch Herzrhythmusstörungen, Übelkeit, Erbrechen oder Störungen der Nierenfunktion können auftreten.

Hinweise für den Patienten

Wenn die Patientin unter Erbrechen und/oder Durchfall leidet, sollte sie ihren Arzt kontaktieren, damit eventuelle Kaliumverluste zeitnah ausgeglichen werden können. Insgesamt sollte sie auf eine kaliumreiche Ernährung achten. Kaliumreiche Lebensmittel sind etwa Trockenobst, Nüsse, Bananen, Aprikosen oder Zitrusfrüchte.

Fallbeispiel

Auf Nachfrage berichtet Frau Koch, dass der Arzt mit ihr über die Problematik gesprochen hat. Sie hat auch schon einen Termin für die nächste Blutkontrollen bekommen. Die PTA rät ihr, dass sie bei Erbrechen oder Durchfall gleich mit dem Arzt telefonieren soll. Außerdem gibt sie Frau Koch eine Liste mit, auf der kaliumreiche Lebensmittel aufgeführt sind.

Das Wichtigste in Kürze

- Kaliuretische Diuretika (Thiazid- und Schleifendiuretika) können den Kaliumspiegel im Blut verringern.
- Bei erniedrigten Kaliumspiegeln steigt die Wirksamkeit von Herzglykosiden.
- Warnzeichen für eventuelle toxische Effekte von Herzglykosiden sind Herzrhythmusstörungen, Magen-Darm-Beschwerden, Schwindel, Müdigkeit und Sehstörungen.
- Der Arzt sollte den Kaliumspiegel regelmäßig überwachen.
- Für die Patienten ist eine kaliumreiche Ernährung wichtig.
- Bei Erbrechen und Durchfall drohen Kaliumverluste. Dann ist eine Rücksprache mit dem Arzt notwendig.

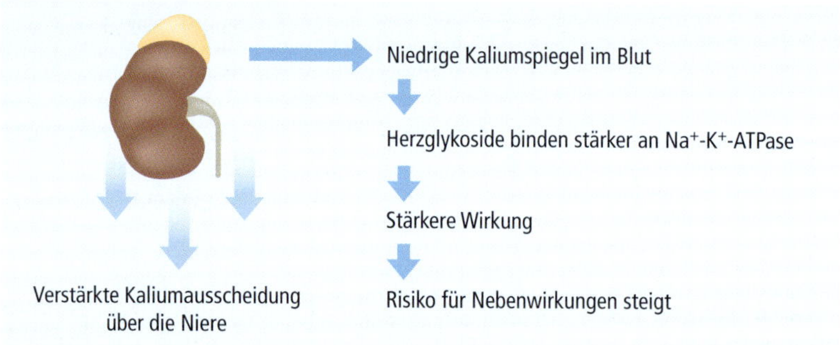

Abb. 2.8 Bei erniedrigten Kaliumspiegeln im Blut, die etwa als Nebenwirkung einer Therapie mit kaliuretischen Diuretika entstehen können, steigt die Wirksamkeit der Herzglykoside und damit das Risiko für unerwünschte Wirkungen.

2.18 Thiazid-Diuretika und Vitamin-D-Derivate/Calciumsalze

Fallbeispiel

Frau Meyer nimmt gegen ihren Bluthochdruck seit einiger Zeit Hydrochlorothiazid ein. Heute verlangt sie ein Präparat mit Calcium und Vitamin D, das ihr der Gynäkologe zur Osteoporose-Vorbeugung empfohlen hat.

Interaktionsmeldung

Überwachung bzw. Anpassung nötig

Hintergrund-Informationen

Calcium und Vitamin D spielen eine wichtige Rolle im Knochenstoffwechsel. Eine ausreichende Versorgung ist deshalb wichtig. Wenn die Zufuhr über die Nahrung oder die körpereigene Synthese von Vitamin D in der Haut nicht ausreicht, kann unter Umständen eine Supplementierung mit Nahrungsergänzungsmitteln sinnvoll sein. Bei gleichzeitiger Einnahme von Thiazid-Diuretika und Calciumsalzen und/oder Vitamin-D-Derivaten steigt jedoch das Risiko für eine Hypercalcämie. Thiazid-Diuretika wie Hydrochlorothiazid verringern die Calciumausscheidung über den Urin. Dadurch steigt das Risiko für erhöhte Calciumspiegel im Blut. Auch Vitamin-D-Derivate erhöhen die Calciumkonzentration, indem sie unter anderem die Aufnahme von Calcium aus dem Darm erhöhen. Durch gleichzeitige Einnahme können sich die Effekte addieren, die Häufigkeit und der Schweregrad einer Hypercalcämie steigen an (Abb. 2.9).

Die Probleme treten bei Supplementierung in höherer Dosis und über einen längeren Zeitraum auf, allerdings fehlen dazu genauere Angaben. Eine topische Therapie mit Vitamin-D-Derivaten, etwa bei einer Psoriasis, scheint in der Regel unproblematisch zu sein.

Bei einer Therapie mit Thiazid-Diuretika sollten die Patienten möglichst keine dauerhafte Selbstmedikation mit Calciumsalzen und Vitamin-D-Derivaten durchführen, ohne dass der Arzt davon weiß. Wenn eine Supplementierung notwendig ist, sollte der Arzt den Calciumspiegel im Blut überwachen, wie es auch bei der alleinigen Behandlung mit Thiazid-Diuretika empfohlen wird. Das gilt auch, wenn bei der topischen Anwendung von Vitamin-D-Derivaten höhere Dosierungen über einen längeren Zeitraum verwendet werden.

Hypercalcämie

Normale Calciumwerte bei Erwachsenen liegen bei 2,25–2,6 mmol/l (berechnet als Serumgesamtcalcium). Bei Werte über 2,6 mmol/l liegt eine Hypercalcämie vor. Mögliche Ursachen sind eine erhöhte Calciumzufuhr, aber auch eine verstärkte Resorption von Calcium im Darm (etwa bei einer Überdosierung von Vitamin D oder einer gesteigerten Produktion von Parathormon) sowie bei Störungen der Calciumeinlagerung in den Knochen. Bemerkbar macht sich eine Hypercalcämie mit Übelkeit und Erbrechen, Obstipation, Schwindel, auch Verwirrtheit und Bewusstseinsstörungen können auftreten. Häufig entwickelt sich eine schwere Hypertonie, auch eine gesteigerte Urinproduktion (Polyurie) und nachfolgend ein erhöhtes Durstempfinden (Polydipsie) können entstehen. Im EKG verringert sich das QT-Intervall, an der Skelettmuskulatur kann Muskelschwäche auftreten. Überschüssiges Calcium kann sich auch ablagern und zu Verkalkungen führen. Davon sind vor allem die Niere und die Blutgefäße betroffen. In der Folge kann sich auch eine Niereninsuffizienz entwickeln.

Hinweise für den Patienten

Der Patient sollte alle behandelnden Ärzte darauf hinweisen, dass die gleichzeitige Einnahme geplant ist. Er sollte auch darauf achten, dass die Calciumspiegel regelmäßig überwacht werden. Dazu ist es wichtig, die Kontrolltermine beim Arzt einzuhalten.

Fallbeispiel

Die PTA informiert Frau Wagner über das Risiko erhöhter Calciumblutspiegel und fragt sie, ob ihr Hausarzt über die zukünftige Einnahme von Calcium und Vitamin D informiert ist. Frau Wagner verneint das. Sie hat allerdings sowieso am Ende der Woche einen Termin bei ihrem Hausarzt und weiß, dass dieser regelmäßig die Calciumspiegel im Blut bestimmen lässt. Sie wird dann das weitere Vorgehen mit ihm besprechen. Die PTA weist Frau Wagner auch auf typische Symptome einer Hypercalcämie hin und empfiehlt, dass sie bei solchen Anzeichen möglichst schnell zum Arzt gehen sollte.

Das Wichtigste in Kürze

- Durch die Kombination von Thiazid-Diuretika, Calciumsalzen und/oder Vitamin-D-Präparaten kann eine Hypercalcämie auftreten.
- Die Elektrolytstörung kann sich mit Symptomen wie Magen-Darm-Beschwerden, Schwindel, Verwirrtheit, vermehrtem Durst und Muskelschwäche äußern.
- Wenn die gleichzeitige Einnahme notwendig ist, sollten die Calciumspiegel regelmäßig überwacht werden.

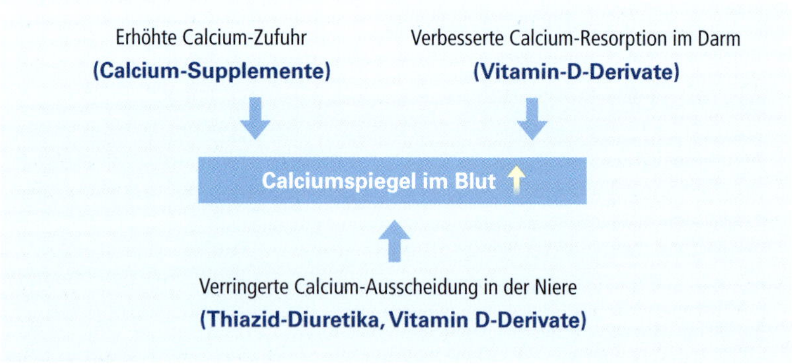

Abb. 2.9 Die gleichzeitige Gabe von Thiazid-Diuretika, Vitamin-D-Derivaten und/oder Calciumsalzen kann zu einer Hypercalcämie führen.

2.19 Nichtsteroidale Antiphlogistika und orale Antikoagulanzien

Fallbeispiel

Frau Schüssler ist eine langjährige Patientin der Apotheke. Wegen ihres Vorhofflimmerns muss sie seit einiger Zeit Phenprocoumon einnehmen. Heute ist sie jedoch wegen Kopfschmerzen in der Apotheke und verlangt ASS-Brausetabletten.

Interaktionsmeldung

Schwerwiegende Folgen möglich – vorsichtshalber kontraindiziert

Hintergrund-Informationen

Orale Antikoagulanzien vom Cumarin-Typ wie Phenprocoumon oder Warfarin und nichtsteroidale Antiphlogistika greifen an verschiedenen Stellen der Blutgerinnung an und verstärken sich so in der gerinnungshemmenden Wirkung.

Das Risiko ist besonders hoch bei Acetylsalicylsäure. Andere nichtsteroidale Antiphlogistika gehen die Wechselwirkung ebenfalls ein, allerdings besteht keine absolute Kontraindikation.

Bei dem neueren oralen Antikoagulans Dabigatran ist die gleichzeitige Anwendung von Acetylsalicylsäure ebenfalls kontraindiziert. Bei Apixaban und Rivaroxaban sollte in der Selbstmedikation ebenfalls vorsichtshalber auf Paracetamol oder Ibuprofen ausgewichen werden, allerdings ist die Anwendung von Acetylsalicylsäure nicht absolut kontraindiziert.

Durch die Interaktion steigt besonders das Risiko für Blutungen im Magen-Darm-Trakt, aber auch andere Blutungen können vermehrt auftreten (etwa Nasenbluten oder Hämatome).

Patienten mit weiteren Risikofaktoren für Magen-Darm-Blutungen sind von der Wechselwirkung besonders häufig betroffen: Dazu gehören etwa fortgeschrittenes Alter, eine Ulkuserkrankung in der Vergangenheit und Anwendung höherer Dosierung von nichtsteroidalen Antiphlogistika über einen längeren Zeitraum.

Angriffspunkte von Hemmstoffen der Blutgerinnung

Die Cumarine hemmen das Enzym Vitamin-K-Epoxid-Reduktase und damit die Synthese der Gerinnungsfaktoren II, VII, IX und X sowie einiger weiterer gerinnungshemmender Enzyme. Dabigatran hemmt Thrombin (Faktor IIa), Apixaban und Rivaroxaban den Faktor Xa. Nichtsteroidale Antiphlogistika hemmen die Thrombozytenaggregation meist reversibel mit der Ausnahme von Acetylsalicylsäure, die ein irreversibler Hemmer der Thrombozytenaggregation ist.

Hinweise für den Patienten

Patienten, die mit Phenprocoumon behandelt werden, sollten Acetylsalicylsäure nicht in der Selbstmedikation von Schmerzen anwenden. Die Einnahme niedrig dosierter Acetylsalicylsäure zur Hemmung der Thrombozytenaggregation ist unter ärztlicher Überwachung möglich.

In der Selbstmedikation von Schmerzen ist bei Phenprocoumon-Patienten die Empfehlung von Paracetamol mit einer maximalen Tagesdosis von 1 500 mg und einer möglichst kurzen Einnahmedauer sinnvoll. Wenn Paracetamol die Schmerzen nicht ausreichend lindert und der Patient nicht unter Magenbeschwerden leidet, ist auch die kurzfristige Einnahme von Ibuprofen, Diclofenac oder Naproxen möglich (in möglichst niedriger Dosierung, nicht länger als drei bis vier Tage).

Bei rheumatischen Beschwerden setzen Patienten gerne unterstützend Topika mit Salicylaten ein. Experten gehen davon aus, dass besonders bei häufiger und langfristiger Anwendung auf größeren Hautflächen der Wirkstoff auch systemisch resorbiert werden kann. Bei Patienten, die mit oralen Antikoagulanzien behandelt werden, kann es zur Sicherheit deshalb sinnvoll sein, Topika mit anderen Inhaltsstoffen zu empfehlen.

Verordnet der Arzt nichtsteroidale Antiphlogistika bei Phenprocoumon-Patienten über einen längeren Zeitraum, ist eine engere Überwachung nötig. Bei besonders gefährdeten Patienten ist unter Umständen die zusätzliche Verordnung eines Protonenpumpenhemmers sinnvoll. Patienten, die gleichzeitig orale Antikoagulanzien und NSAR einnehmen, sollten die möglichen Symptome von Magen-Darm-Blutungen wie Schmerzen im Oberbauch und dunkel gefärbte Stühle kennen.

Fallbeispiel

Die PTA bespricht mit Frau Schüssler, dass sie als Marcumar-Patientin keinesfalls ASS in der Selbstmedikation anwenden sollte. Als Alternative erhält die Patientin ein Präparat mit Paracetamol. Die PTA erklärt Frau Schüssler, dass sie nicht mehr als drei Tabletten pro Tag und nicht länger als drei bis vier Tage hintereinander einnehmen soll.

Das Wichtigste in Kürze

- » Acetylsalicylsäure und orale Antikoagulanzien vom Cumarintyp verstärken sich in der Hemmung der Blutgerinnung.
- » Dadurch steigt das Risiko für Blutungen, besonders im Magen-Darm-Trakt.
- » Acetylsalicylsäure ist in analgetischen Dosierungen nicht für Phenprocoumon-Patienten geeignet.
- » Eine mögliche Alternativen ist Paracetamol, möglichst niedrig dosiert.
- » Der gleichzeitige Einsatz von niedrigdosierter Acetylsalicylsäure zur Hemmung der Thrombozytenaggregation ist möglich.

2.20 Antidiabetika und Glucocorticoide

Fallbeispiel

Frau Singer ist als Typ-1-Diabetikerin schon lange Stammkundin in der Apotheke. Heute bringt sie jedoch ein Rezept über Prednison-Tabletten von ihrem Hautarzt mit. Auf Nachfrage erklärt sie, dass der Arzt bei ihr eine akute Urtikaria festgestellt hat. Weil sie starke Schwellungen hat und Antihistaminika nicht ausreichend geholfen haben, soll sie das Glucocorticoid über zehn Tage einnehmen.

Interaktionsmeldung

Überwachung bzw. Anpassung nötig

Hintergrund-Informationen

Glucocorticoide können die blutzuckersenkende Wirkung von Antidiabetika wie Insulin senken und dadurch den Blutzuckerspiegel ansteigen lassen. Die Wechselwirkung entsteht auf pharmakodynamischem Weg: Die Glucocorticoide verschlechtern die Glucoseverwertung und die Insulinempfindlichkeit in den peripheren Geweben (etwa der Muskulatur). Außerdem stimulieren sie die Glucoseproduktion in der Leber. Dadurch steigt der Blutzuckerspiegel an (Abb. 2.10).

Dadurch kann bei einer bereits bestehenden Glucosetoleranzstörung ein Diabetes manifest werden. Bei Diabetikern kann die Interaktion dazu führen, dass die Antidiabetika den Blutzucker nicht so stark wie bisher senken und eine Dosisanpassung notwendig wird. Das betrifft grundsätzlich alle Antidiabetika.

Die einzelnen Glucocorticoide unterscheiden sich in ihrer blutzuckererhöhenden Wirkung, am stärksten fällt der Effekt bei Prednison, Prednisolon sowie bei Methylprednisolon aus. Die Wechselwirkung tritt vor allem bei systemischer Therapie in höherer Dosierung und/oder über einen längeren Zeitraum auf. Einzelne Fälle sind bekannt, bei denen Glucocorticoide auch bei inhalativer Therapie in hohen Dosen sowie nach Injektion in ein Gelenk den Blutzuckerspiegel haben ansteigen lassen. Auch kann die Erhöhung des Blutzuckerspiegels nicht erst nach längerer Zeit, sondern bereits nach wenigen Tagen auftreten. Bei topischer Anwendung von niedrigdosierten Glucocorticoiden werden in der Regel keine Auswirkungen auf den Blutzuckerspiegel beobachtet.

Diabetogene Medikamente

Neben Glucocorticoiden können auch weitere Medikamente die Glucosetoleranz des Körpers stören. Dabei können verschiedene Mechanismen für die Nebenwirkung verantwortlich sein, etwa eine Erhöhung der Insulinresistenz der peripheren Gewebe, eine Schädigung der Betazellen oder eine Steigerung der Glucoseneubildung (Gluconeogenese) in der Leber. Arzneistoffe mit solchen Nebenwirkungen sind etwa Thiazid-Diuretika, Statine, HIV-Proteasehemmer, Immunsuppressiva wie Ciclosporin oder atypische Neuroleptika, etwa Clozapin. Allerdings führt nicht jede Verschlechterung der Glucosetoleranz automatisch zu einem Diabetes mellitus. Entscheidend sind häufig patientenindividuelle Faktoren wie eine familiäre Veranlagung für Diabetes oder Übergewicht sowie Dosierung und Anwendungsdauer der Arzneistoffe.

Hinweise für den Patienten

Bei der gleichzeitigen Einnahme von Glucocorticoiden sollten Diabetiker besonders sorgfältig ihren Blutzuckerspiegel überwachen und bei Bedarf die Dosis der Medikamente anpassen, im Zweifelsfall in Absprache mit dem Arzt. Eine Dosisanpassung ist auch notwendig, wenn die Therapie mit Glucocorticoiden beendet wird, da die blutzuckererhöhende Wirkung in der Regel reversibel ist.

Fallbeispiel

Die PTA rät Frau Singer, den Blutzuckerspiegel noch engmaschiger als sonst zu überwachen und bei Bedarf die Insulindosis entsprechend anzupassen. Möglicherweise ist während der Einnahme des Glucocorticoids eine höhere Dosis nötig als sonst. Wenn das Prednison abgesetzt wird, sinkt voraussichtlich auch der Insulinbedarf wieder.

Das Wichtigste in Kürze

- Glucocorticoide können den Blutzuckerspiegel anheben. Das gilt besonders bei höheren Dosierungen, die systemisch über einen längeren Zeitraum zugeführt werden. Unter Umständen kann sich dadurch ein Typ-2-Diabetes neu manifestieren.
- Bei Diabetikern kann während der Behandlung eine höhere Dosis der Antidiabetika notwendig werden.
- Nach Therapieende ist eine erneute Dosisanpassung sinnvoll.
- Während der Behandlung sollte der Diabetiker den Blutzuckerspiegel häufiger als sonst messen.

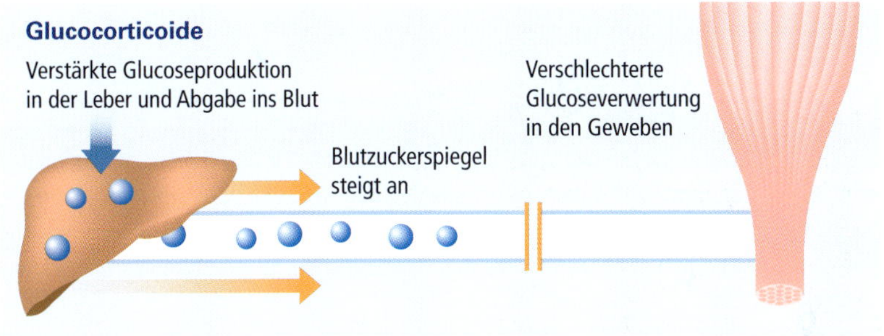

Abb. 2.10 Glucocorticoide steigern die Gluconeogenese in der Leber und verschlechtern die Glucoseverwertung in den Geweben. Dadurch lassen sie den Blutzuckerspiegel ansteigen und antagonisieren so die Wirkung von Antidiabetika.

2.21 Statine und Makrolid-Antibiotika

Fallbeispiel

Herr Stein nimmt wegen seiner koronaren Herzkrankheit Simvastatin ein. Im beginnenden Herbst hat er sich eine schwere Sinusitis zugezogen. Weil Herr Stein kein Penicillin verträgt, hat der Arzt Clarithromycin über eine Woche verordnet.

Interaktionsmeldung

Schwerwiegende Folgen wahrscheinlich – kontraindiziert

Hintergrund-Informationen

Simvastatin senkt bei koronarer Herzkrankheit das Risiko für kardiovaskuläre Folgeschäden wie einen Herzinfarkt. Das Statin wird hauptsächlich über das Enzym CYP3A4 metabolisiert. Arzneistoffe wie Makrolid-Antibiotika, die die Aktivität des Enzyms hemmen, behindern den Abbau von Simvastatin (pharmakokinetische Interaktion). Dadurch steigen die Plasmaspiegel an, das Risiko für Nebenwirkungen an der Muskulatur steigt. Zu den typischen Nebenwirkungen einer Statin-Therapie gehören Myopathien sowie in seltenen Fällen eine möglicherweise lebensbedrohliche Rhabdomyolyse.

Besonders gefährdet für Myopathien sind Patienten im höheren Lebensalter, mit einer Unterfunktion der Schilddrüse sowie Niereninsuffizienz. Auch bei erblichen Muskelerkrankungen ist das Risiko erhöht.

Die Wechselwirkung betrifft nicht alle Statine, weil die Metabolisierung teilweise über andere CYP-Enzyme erfolgt: Fluvastatin und Rosuvastatin werden hauptsächlich über CYP2C9 metabolisiert. CYP3A4 hat nur einen kleinen Anteil an der Verstoffwechselung von Pravastatin und Rosuvastatin. Die Interaktion mit Makrolid-Antibiotika ist deshalb für Fluvastatin und Rosuvastatin nicht relevant, bei Pravastatin ist die Kombination bei guter Beobachtung möglich.

Die Makrolid-Antibiotika hemmen CYP3A4 in unterschiedlichem Ausmaß: Die stärkste Inhibition wird mit Erythromycin und Clarithromycin beobachtet, geringer fällt sie mit Roxithromycin und Josamycin aus und am geringsten mit Azithromycin und Spiramycin. Eine Interaktion tritt auch bei der Kombination der genannten Statine mit dem Ketolid-Antibiotikum Telithromycin auf, das ebenfalls über CYP3A4 metabolisiert wird.

Bei der gleichzeitigen Behandlung mit den interagierenden Statinen sollten Erythromycin, Clarithromycin und Telithromycin möglichst nicht eingesetzt werden. Unter Umständen kann der Arzt während der Antibiotika-Behandlung die Statintherapie pausieren. Allerdings muss diese Therapieunterbrechung sorgfältig mit dem Patienten besprochen werden, um die

Therapietreue nicht zu gefährden. Die anderen Makrolid-Antibiotika mit geringerem Interaktionspotential wie Azithromycin und Roxithromycin können mit Statinen kombiniert werden. Allerdings sollte man bei hohen Statindosen dennoch auf mögliche Nebenwirkungen achten.

Myopathien und Rhabdomyolyse

Einige Arzneistoffe wie Statine oder Fibrate können die quergestreiften Muskelfasern schädigen. Dadurch entstehen starke Muskelschmerzen, die Kraft der Muskulatur nimmt ab. Dunkel gefärbter Urin deutet auf die Freisetzung des roten Muskelfarbstoffs Myoglobin hin. Durch Ablagerungen des Myoglobins in der Niere kann sich akutes Nierenversagen entwickeln mit möglicherweise lebensbedrohlichem Ausgang. Im Blut kann eine erhöhte Aktivität der Creatinkinase nachgewiesen werden. Fieber kann hinzukommen.

Hinweise für den Patienten

Patienten, die mit Statinen behandelt werden, sollten die möglichen Anzeichen von Nebenwirkungen an der Muskulatur kennen. Wenn sie solche Symptome bemerken, etwa Muskelschmerzen ohne ersichtlichen Grund oder dunkel gefärbten Urin, sollten sie umgehend mit ihrem Arzt sprechen.

Fallbeispiel

Die PTA fragt Herrn Stein, ob der Arzt mit ihm über mögliche Nebenwirkungen der Kombination gesprochen hat. Weil das nicht der Fall ist, informiert die PTA den diensthabenden Apotheker, der den Arzt anruft. Der Arzt ist froh über den Hinweis und bittet darum, dass Herr Stein nochmal in die Praxis kommt, damit er ein alternatives Antibiotikum verordnen kann.

Das Wichtigste in Kürze

- Makrolide können die Metabolisierung von Statinen behindern.
- Dadurch steigt das Risiko für Nebenwirkungen an der Muskulatur.
- Die Interaktion besteht nicht für alle Wirkstoffe aus diesen Arzneistoffgruppen.
- Eine Rücksprache mit dem Arzt ist notwendig.
- Mögliche Maßnahmen sind eine Unterbrechung der Statintherapie während der antibiotischen Behandlung oder das Ausweichen auf Arzneistoffe mit einem geringeren Interaktionspotential.

2.22 Kaliumsalze und kaliumsparende Diuretika

Fallbeispiel

Frau König leidet unter Herzinsuffizienz, die mit Amilorid behandelt wird. In der Werbung hat sie jetzt ein Präparat mit Kalium, Magnesium und B-Vitaminen gesehen, die gut für das Herz sein sollen. Sie fragt die PTA, ob das Präparat nicht für sie sinnvoll wäre.

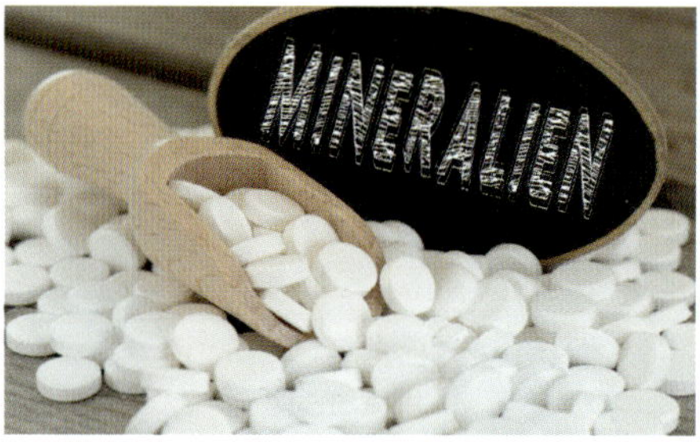

Abb. 2.11 Nicht nur Arzneimittel, sondern auch Mineralstoffpräparate können Wechselwirkungen eingehen. © Gerhard Seybert – Fotolia.com

Interaktionsmeldung

Schwerwiegende Folgen wahrscheinlich – kontraindiziert

Hintergrund-Informationen

Kaliumsparende Diuretika (wie Amilorid und Triamteren) und Aldosteron-Antagonisten (etwa Spironolacton) hemmen die Kaliumausscheidung über die Niere. Dafür sind unterschiedliche Mechanismen verantwortlich: Aldosteron-Antagonisten verhindern im Tubulus und im Sammelrohr der Niere die Bindung von Aldosteron an seinen Rezeptor. Dadurch sinkt die Synthese von Proteinen, die für die Rückresorption von Natrium zuständig sind. In der Folge wird vermehrt Natrium ausgeschieden, während die Kaliumausscheidung abnimmt. Die kaliumsparenden Diuretika dagegen blockieren direkt die Natriumkanäle und erhöhen so die Natriumausscheidung. Gleichzeitig wird weniger Kalium ausgeschieden. Über diese Mechanismen steigt der Kaliumspiegel im Blut an. Nimmt der Patient zusätzlich Kaliumsalze ein, steigt das Risiko für eine Hyperkaliämie.

Besonders gefährdet für die Entwicklung einer Hyperkaliämie sind Patienten mit Niereninsuffizienz, fortgeschrittener Herzinsuffizienz, Diabetes mellitus, im höheren Lebensalter oder wenn hohe Dosierungen von kaliumsparenden Diuretika oder Aldosteron-Antagonisten eingesetzt werden. Auch die Einnahme von weiteren Arzneimitteln, die den Kaliumspiegel im Blut erhöhen, gilt als Risikofaktor.

Ursachen für Hyperkaliämien

Neben einer erhöhten Kaliumzufuhr durch Lebensmittel oder Nahrungsergänzungsmitteln sowie als Nebenwirkung von Medikamenten kann eine Hyperkaliämie auch durch andere Ursachen entstehen. Dazu gehören etwa eine Insuffizienz der Nebennierenrinde (Morbus Addison), bei der zu wenig Aldosteron produziert und dadurch weniger Kalium über den Urin abgegeben wird. Bei einer Niereninsuffizienz ist die Ausscheidung von Kalium über die Niere durch die verringerte glomeruläre Filtrationsrate ebenfalls beeinträchtigt. Ein erhöhter Kaliumspiegel im Blut kann auch durch Prozesse entstehen, bei denen Kalium aus dem Intrazellulärraum in den Extrazellulärraum transportiert wird. Das passiert etwa beim Zerfall von Zellen, etwa bei einer Rhabdomyolyse, bei Azidose sowie bei Insulinmangel

Hinweise für den Patienten

Bei einer Behandlung mit Medikamenten, die den Kaliumspiegel erhöhen, können Patienten auch selbst zur Sicherheit der Therapie beitragen. Nahrungsergänzungsmittel mit Kaliumsalzen sind kontraindiziert. Trockenfrüchte (Aprikosen, Bananen), getrocknete Hülsenfrüchte, Kartoffelchips und Pommes frites sind sehr reich an Kalium und sollten daher möglichst gemieden oder nur in kleinen Mengen verzehrt werden. Vielen Patienten ist nicht bewusst, dass auch die gängigen Vitamin- und Mineralstoffbrausetabletten aus dem Drogeriemarkt Kalium enthalten können – ein entsprechender Hinweis ist deshalb nötig. Auch Kochsalzersatz, den Bluthochdruckpatienten manchmal verwenden, weist einen hohen Kaliumgehalt auf.

Fallbeispiel

Die PTA berät Frau König zur Problematik und rät von der Einnahme des kaliumhaltigen Präparats ab. Sie gibt der Patientin außerdem eine Tabelle mit, aus der sie den Kaliumgehalt von Lebensmitteln entnehmen kann. So kann sie gezielt auf sehr kaliumreiche Lebensmittel verzichten.

Das Wichtigste in Kürze

- Kaliumsparende Diuretika und Aldosteron-Antagonisten erhöhen die Kaliumspiegel im Blut.
- Durch Kombination mit Kaliumsalzen steigt das Risiko für eine Hyperkaliämie.
- Besonders gefährdet sind Patienten mit Niereninsuffizienz oder Diabetes mellitus.
- Verstärkt wird die Hyperkaliämie-Gefahr bei gleichzeitiger Einnahme von anderen Arzneimitteln, die die Kaliumspiegel im Blut erhöhen.
- Patienten, die mit kaliumsparenden Diuretika oder Aldosteron-Antagonisten behandelt werden, sollten Kaliumsalze nicht in der Selbstmedikation zu sich nehmen und auf sehr kaliumreiche Lebensmittel möglichst verzichten.

2.23 Betablocker und Allergenextrakte

Fallbeispiel

Eine junge Frau betritt die Apotheke und legt ein Rezept vom Allergologen für ein Präparat zur Hyposensibilisierung gegen eine Bienengift-Allergie vor. Die PTA fragt, ob sie mit weiteren Arzneimitteln behandelt wird. Die junge Frau gibt an, dass sie zur Migräneprophylaxe regelmäßig Metoprolol einnimmt.

Interaktionsmeldung

Schwerwiegende Folgen wahrscheinlich – kontraindiziert

Hintergrund-Informationen

Durch die Hyposensibilisierungsbehandlung mit ansteigenden Dosen soll sich der Körper nach und nach an das Allergen gewöhnen. Bei Patienten, die mit Betablockern behandelt werden, kann der Kontakt mit Allergenen während einer Hyposensibilisierungstherapie jedoch starke anaphylaktische Reaktionen hervorrufen. Eine Blockade der β-Rezeptoren sorgt dafür, dass die Botenstoffe einer Anaphylaxie, etwa Histamin, vermehrt produziert und ausgeschüttet werden. Gleichzeitig reagieren auch das Herz-Kreislauf-System, die Atemwege und die Haut empfindlicher auf den Botenstoff bei allergischen Reaktionen. Eine anaphylaktische Reaktion wird üblicherweise mit Epinephrin (Adrenalin) behandelt. Bei gleichzeitiger Anwendung von Betablockern ist die Wirksamkeit dieser Maßnahme jedoch eingeschränkt oder kann ganz ausbleiben (○ Abb. 2.12).

Die Interaktion betrifft sowohl β_1-selektive Betablocker wie Metoprolol als auch unselektive Substanzen aus dieser Wirkstoffgruppe. Auch Augentropfen, die Betablocker (z. B. Timolol) enthalten, können die Wechselwirkung eingehen. Die Reaktion fällt bei subkutaner Anwendung der Hyposensibilisierungspräparate häufig stärker aus als bei oraler oder sublingualer Anwendung.

Besonders wenn die Präparate von zwei verschiedenen Ärzten verordnet werden, ist eine Rücksprache mit dem Arzt sinnvoll. Je nach Indikation besteht unter Umständen die Möglichkeit, die Behandlung mit dem Betablocker zu unterbrechen oder auf eine andere Arzneistoffklasse auszuweichen.

Anaphylaxie

Eine Anaphylaxie ist die stärkste Form einer allergischen Reaktion. Sie kann Haut, Atemwege, Magen-Darm-Trakt und das Herz-Kreislauf-System betreffen. Mögliche Symptome sind Urtikaria, Schwellungen und Jucken der Mundschleimhaut, Verkrampfen der Bronchialmuskulatur bis hin zum Atemstillstand, Übelkeit und Krämpfe, Herzrasen, Blutdruckschwankungen bis hin zu Schock und Herzstillstand. Eine Anaphylaxie kann tödlich verlaufen. Bei Patienten mit schweren Allergien kann der Arzt prophylaktisch einen Adrenalin-Autoinjektor als Notfallmedikament verordnen.

Hinweise für den Patienten

Die Kombination kann zu starken allergischen Reaktionen führen. Die behandelnden Ärzte sollten wissen, dass der Patient beide Arzneimittel anwendet.

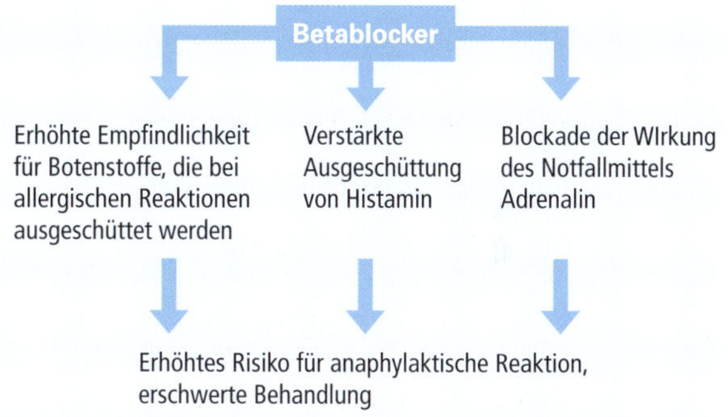

Abb. 2.12 Die gleichzeitige Anwendung von Betablockern verstärkt bei einer Hyposensibilisierungsbehandlung die Gefahr einer anaphylaktischen Reaktion und erschwert die Behandlung.

Fallbeispiel

Die PTA fragt, ob die Patientin auch mit dem Allergologen über die Einnahme von Metoprolol gesprochen hat. Das ist allerdings nicht der Fall. Die PTA weist die Patientin darauf hin, dass sich die beiden Medikamente möglicherweise nicht vertragen und es zu starken allergischen Reaktionen kommen kann. Sie rät deshalb der jungen Frau, noch einmal Kontakt mit dem Allergologen aufzunehmen und auch den behandelnden Neurologen zu befragen, der das Metoprolol verordnet hat.

Das Wichtigste in Kürze

- Bei einer Hyposensibilisierungsbehandlung kann die gleichzeitige Anwendung von Betablockern die anaphylaktische Reaktion verstärken. Die Wirksamkeit von Epinephrin ist in dieser Situation womöglich eingeschränkt.
- Besonders wenn die Präparate von zwei verschiedenen Ärzten verordnet worden sind, ist eine Rücksprache sinnvoll.
- Der Arzt kann unter Umständen die Behandlung mit dem Betablocker unterbrechen oder auf eine alternative Arzneistoffklasse ausweichen.

2.24 Statine und Azol-Antimykotika

Fallbeispiel

„Der Fußpilz will gar nicht verschwinden", klagt Frau Deinhart. Die PTA weiß, dass Frau Deinhart bereits eine topische Therapie ausprobiert hat. Heute gibt die Patientin der PTA ein Rezept über Ketoconazol-Tabletten. „Jetzt soll ich Tabletten dagegen einnehmen, hat der Hautarzt gesagt." Frau Deinhart ist Stammkundin in der Apotheke, und die Apothekensoftware zeigt an, dass sie außerdem Atorvastatin gegen die erhöhten Blutfettwerte einnimmt.

Interaktionsmeldung

Schwerwiegende Folgen wahrscheinlich – kontraindiziert

Hintergrund-Informationen

Antimykotika vom Azol-Typ wie Itraconazol und Ketoconazol inhibieren CYP3A4, über das einige Statine abgebaut werden. Dazu gehören etwa Lovastatin, Simvastatin und Atorvastatin. Für Fluvastatin, Pravastatin und Rosuvastatin ist die Interaktion wahrscheinlich weniger relevant.

Durch die erhöhten Statinkonzentrationen steigt das Risiko für Nebenwirkungen an der Muskulatur. Zu den typischen Nebenwirkungen einer Statin-Therapie gehören Myopathien sowie in seltenen Fällen die möglicherweise lebensbedrohliche Rhabdomyolyse. Dabei werden die quergestreiften Muskelfasern geschädigt und der rote Muskelfarbstoff Myoglobin freigesetzt.

Creatinkinase

Die Creatinkinase (CK) ist ein Enzym, das in allen Muskelzellen und im Gehirn vorkommt. Es ist für die Übertragung von Phosphorylgruppen zur Regenerierung des zellulären Energieträgers Adenosintriphosphat (ATP) verantwortlich). In der Skelettmuskulatur kommt vor allem ein Isoenzym der Creatinkinase vom Skelettmuskeltyp (CK-MM) vor. Eine Bestimmung der Creatinkinase-Werte wird bei der Behandlung mit Statinen empfohlen, wenn im Verlauf der Therapie der Verdacht auf eventuelle Schäden der Muskulatur besteht. Bei besonderen Risikopatienten (etwa älteren Menschen oder Patienten mit Niereninsuffizienz) kann eine Bestimmung der Creatinkinase auch vor Beginn der Behandlung sinnvoll sein. Neben Statinen können auch Fibrate die Creatinkinase-Werte erhöhen. Starke körperliche Anstrengung kann die Creatinkinase-Werte ebenfalls ansteigen lassen.

Myoglobin kann den Urin dunkel verfärben. Lagert sich Myoglobin in der Niere ab, kann sich akutes Nierenversagen entwickeln mit möglicherweise lebensbedrohlichem Ausgang. Im Blut kann eine erhöhte Aktivität der Creatinkinase nachgewiesen werden.

Werden die Antimykotika dermal verwendet, spielt die Wechselwirkung keine Rolle, da keine relevanten Wirkspiegel im Blut erreicht werden. Wird Miconazol allerdings bukkal oder vaginal verwendet, muss mit entsprechenden Interaktionen gerechnet werden.

Um die Wechselwirkung zu vermeiden, kann der Arzt prüfen, ob ein Wechsel des Statins sinnvoll ist oder die Einnahme des Statins während der antimykotischen Therapie unterbrochen werden kann.

Hinweise für den Patienten

Patienten, die mit Statinen behandelt werden, sollten die möglichen Anzeichen von Nebenwirkungen an der Muskulatur kennen. Wenn sie solche Symptome bemerken, etwa Muskelschmerzen ohne ersichtlichen Grund, möglicherweise mit Fieber, oder dunkel gefärbten Urin, sollten sie umgehend mit ihrem Arzt sprechen.

Fallbeispiel

Die PTA fragt Frau Deinhart, ob sie mit dem Hautarzt darüber gesprochen hat, dass sie das Statin-Präparat einnimmt. Weil Frau Deinhart das verneint, ruft die PTA den Hausarzt der Patientin an. Dieser ist nicht darüber informiert, dass Frau Deinhart vom Hautarzt das Antimykotikum verordnet bekommen hat. Deshalb soll Frau Deinhart in die Praxis kommen, um das weitere Vorgehen zu besprechen.

Das Wichtigste in Kürze

- Azol-Antimykotika wie Ketoconazol hemmen CYP3A4 und damit den Abbau einiger Statine.
- Durch die Interaktion steigt das Risiko für Nebenwirkungen an der Muskulatur.
- Patienten, die mit Statinen behandelt werden, sollten die Symptome für Myopathien und eine Rhabdomyolyse kennen.
- Mögliche Strategien zur Vermeidung der Interaktion sind ein Wechsel des Statins oder das Aussetzen der Statin-Therapie während der antimykotischen Behandlung.
- Die Interaktion ist bei dermaler Applikation der Antimykotika nicht relevant, kann jedoch bei bukkaler oder vaginaler Anwendung auftreten.

2.25 Glucocorticoide – Lebendimpfstoffe

Fallbeispiel

Frau Krauth kommt mit einem Rezept über einen Röteln-Impfstoff von ihrer Gynäkologin in die Apotheke. Auf Nachfrage erklärt die junge Kundin, dass sie und ihr Mann sich ein Kind wünschen und die Gynäkologin empfohlen hat, vor der Schwangerschaft die Röteln-Impfung auffrischen zu lassen. Weil Frau Krauth eine Kundenkarte hat, wirft die PTA auch einen Blick auf die zuletzt verordneten Präparate. Dort findet sie auch ein orales Präparat mit Prednison.

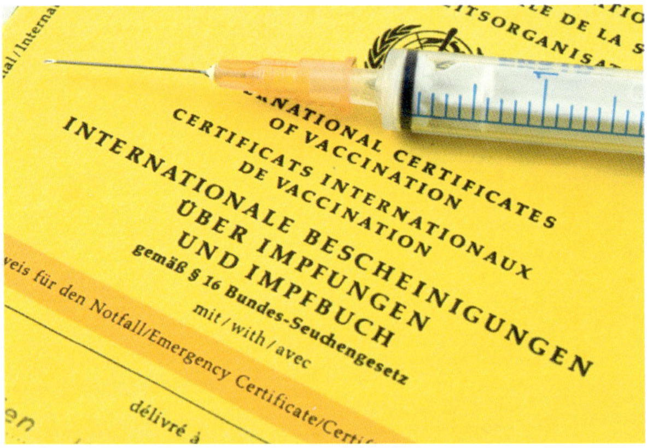

Abb. 2.13 Bei immunsupprimierten Patienten ist der Einsatz von Lebendimpfstoffen häufig nicht möglich. © VRD – Fotolia.com

Interaktionsmeldung

Schwerwiegende Folgen wahrscheinlich – kontraindiziert

Hintergrund-Informationen

Lebendimpfstoffe enthalten Impfkeime, die vermehrungsfähig sind. Bei der Herstellung wurden die Erreger attenuiert (abgeschwächt), so dass sie im Normalfall nicht pathogen sind. Ist jedoch die körpereigene Abwehr geschwächt, können sie möglicherweise doch die Erkrankung hervorrufen.

Glucocorticoide blockieren die Aktivierung von T-Zellen, indem sie in die Bildung von speziellen Botenstoffen (Zytokinen) eingreifen. Dadurch ergeben sich auch weitere Auswirkungen auf das Immunsystem. Von einer deutlichen Unterdrückung der Abwehrfunktion (Immunsuppression) muss man ausgehen, wenn die tägliche Glucocorticoid-Dosis bei mindestens 2 mg/kg Körpergewicht oder 20 mg Prednison-Äquivalent über mehr als zwei Wochen liegt. Das gleiche gilt auch, wenn als Nebenwirkung der Glucocorticoid-Therapie Cushing-Symptome aufgetreten sind. Dazu zählen etwa eine viszerale Adipositas mit Fettablagerungen im Bauchbereich, Bluthochdruck oder metabolische Störungen (etwa erhöhte Blutzucker-

oder Blutfettwerte). In diesen Fällen sollten bis drei Monate nach Ende der Glucocorticoid-Therapie keine Lebendimpfstoffe verabreicht werden, um Infektionen durch den Impfkeim zu vermeiden.

Lebendimpfstoffe (Auswahl)

- Masern
- Mumps
- Röteln
- Varizellen
- Rotavirus
- Typhus oral
- Gelbfieber

Hinweise für den Patienten

Systemische Glucocorticoide sollten bis zwei Wochen nach der Lebendimpfung wenn möglich nicht eingesetzt werden. Die lokale oder inhalative Anwendung ist in der Regel unproblematisch.

Steht eine immunsuppressive Therapie bevor, ist es sinnvoll, dass sich der Patient zuvor mit seinem Arzt über eine Komplettierung des Impfschutzes berät.

Fallbeispiel

Die PTA sieht, dass die Abgabe des Glucocorticoids schon vier Monate zurückliegt. Sie fragt Frau Krauth: „Nehmen Sie das Cortison-Präparat eigentlich noch ein?" Frau Krauth berichtet, dass sie vor einigen Monaten eine starke allergische Reaktion hatte, weil sie bei einer Freundin versehentlich einen Kuchen mit Haselnüssen gegessen hatte. Der Notarzt hatte ihr daraufhin für einige Tage ein Glucocorticoid verordnet und ihr empfohlen, die restlichen Tabletten für den Notfall aufzuheben. „Warum wollen Sie das eigentlich wissen?", fragt Frau Krauth zurück. Die PTA erklärt Frau Krauth, dass bei einer längerfristigen hochdosierten Cortisonbehandlung die Impfung mit einem Lebendimpfstoff problematisch ist, in ihrem Fall aber keine Schwierigkeiten zu erwarten sind. Zur Sicherheit sollte Frau Krauth aber in den nächsten beiden Wochen den Impfausweis bei sich tragen, damit bei einem allergischen Notfall der behandelnden Arzt über die Lebendimpfung informiert ist.

Das Wichtigste in Kürze

- Bei immunsupprimierten Patienten kann sich bei Verabreichung einer Lebendimpfung möglicherweise eine lebensbedrohliche Infektion mit dem Impfkeim entwickeln.
- Eine Immunsuppression ist bei einer systemischen längerfristigen Glucocorticoid-Therapie in höheren Dosierungen zu erwarten.
- Bei lokaler oder inhalativer Glucocorticoid-Therapie gibt es keine relevante Wechselwirkung.
- Lebendimpfungen sind während einer immunsuppressiven Therapie mit Glucocorticoiden und bis zu drei Monate danach kontraindiziert.
- Nach einer Lebendimpfung sollten bis zu zwei Wochen danach möglichst keine systemischen Glucocorticoide eingesetzt werden.

2.26 PDE-5-Hemmer und NO-Donatoren

Fallbeispiel

Herr Janich möchte in der Apotheke ein Rezept über ein Molsidomin-Präparat einlösen. Weil das Arzneimittel nicht vorrätig ist, bietet die PTA an, nachmittags die Bestellung vorbeizubringen. Herr Janich bittet die PTA kurz herein, um nach Kleingeld für die Zuzahlung zu suchen. Dabei sieht die PTA eine Schachtel eines bekannten Sildenafil-Präparats auf dem Küchentisch. In der Apotheke gibt sie die Kombination sicherheitshalber in die Apothekensoftware ein.

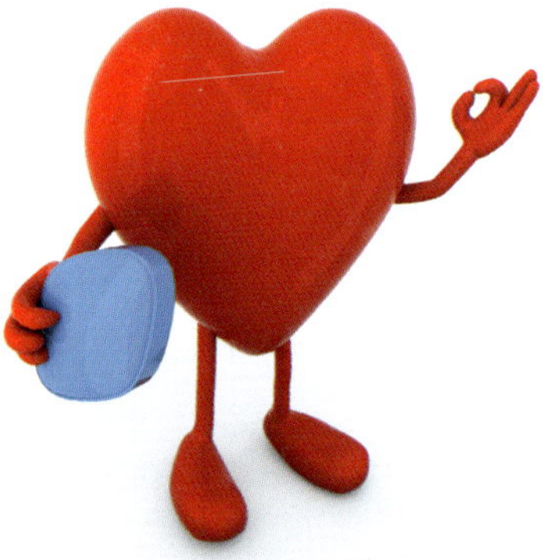

Abb. 2.14 Die Wechselwirkung von Sildenafil und NO-Donatoren kann für den Patienten möglicherweise lebensbedrohliche Folge haben.
© fabioberti.it – Fotolia.com

Interaktionsmeldung

Schwerwiegende Folgen wahrscheinlich – kontraindiziert

Hintergrund-Informationen

Sowohl die Hemmstoffe der Phosphodiesterase-5 (PDE-5-Hemmer) als auch Arzneistoffe, die Stickstoffmonoxid (NO) freisetzen (NO-Donatoren), greifen in den gleichen Mechanismus ein, der zur Erweiterung der Blutgefäße führt: Stickstoffmonoxid stimuliert ein Enzym, das die Bildung des Mediators cGMP katalysiert. cGMP sorgt dafür, dass die glatte Muskulatur der Blutgefäße erschlafft und die Gefäße sich erweitern. Das Enzym Phosphodiesterase-5 ist für den Abbau von cGMP zuständig. Wird es gehemmt (etwa durch Sildenafil), verlängert sich die vasodilatierende Wirkung von cGMP. Bei der Behandlung der erektilen Dysfunktion wird so der Schwellkörper des Penis besser durchblutet, so dass eine Erektion entsteht. Allerdings wirkt die Hemmung der Phosphodiesterase-5 im gesamten Körper.

Werden NO-Donatoren und Hemmstoffe der Phosphodiesterase-5 gemeinsam eingenommen, kann der Blutdruck durch die starke Erweiterung der Blutgefäße anhaltend stark abfallen. Das kann zu Ohnmachtsanfällen führen. Durch den Blutdruckabfall stimuliert der Sympathikus über einen Reflex das Herz. Das kann besonders bei Patienten mit Herzerkrankungen möglicherweise lebensbedrohliche Folgen haben.

Betroffen von der Interaktion sind alle PDE-5-Hemmer (Sildenafil, Tadalafil, Vardenafil). Beschrieben ist die Wechselwirkung für Glycerotrinitrat und Isosorbidmononitrat (ISMN), sie muss allerdings auch für weitere NO-Donatoren wie Molsidomin oder Isosorbiddinitrat (ISDN) erwartet werden. Auch beim Einsatz nitrathaltiger Salben bei Analfissuren kann die Interaktion auftreten. Die Interaktion ist auch bei allen Anwendungsgebiete von PDE-5-Hemmern relevant, also sowohl bei erektiler Dysfunktion als auch bei pulmonaler Hypertonie.

NO-Donatoren

NO-Donatoren („Nitrate", „Nitro-Verbindungen") sind Arzneistoffe, die im Zuge der Metabolisierung Stickstoffmonoxid (NO) freisetzen. Dadurch erweitern sich die Blutgefäße. So sinken am Herzen die Vor- und Nachlast, die Koronararterien werden besser durchblutet. Der Stellenwert der NO-Donatoren in der Langzeitbehandlung der koronaren Herzkrankheit ist in den letzten Jahren jedoch deutlich zurückgegangen. Sie werden inzwischen hauptsächlich zur symptomatischen Behandlung eines Angina-pectoris-Anfalls eingesetzt. Dafür stehen schnellwirksame Präparate mit Glyceroltrinitrat und Isosorbiddinitrat als Spray, Zerbeißkapsel oder Sublingualtablette zur Verfügung.

Hinweise für den Patienten

Der Patient sollte PDE-5-Hemmer nicht ohne Rücksprache mit seinem behandelnden Arzt einnehmen. Das gilt besonders für Patienten mit vorbestehenden kardiovaskulären Erkrankungen. Bei gleichzeitiger Behandlung mit NO-Donatoren ist die Einnahme von PDE-5-Hemmern kontraindiziert.

Fallbeispiel

Die PTA bittet den Apotheker, mit Herrn Janich zu telefonieren. Bei dem Gespräch ist es Herrn Janich hörbar unangenehm, dass der Apotheker ihn darauf anspricht. Er erzählt dann aber, dass er das Sildenafil über eine ausländische Online-Apotheke erworben hat. Bisher hat er noch keine Tablette davon eingenommen. Als der Apotheker ihm über die Problematik berichtet, wirkt Herr Janich erschrocken. „Dann sollte ich doch besser die Finger davon lassen", beschließt er. Der Apotheker ermutigt ihn noch, bei sexuellen Problemen mit seinem Hausarzt oder Urologen zu sprechen, da möglicherweise noch andere Ursachen dahinter stecken können.

Das Wichtigste in Kürze

- Die Kombination von PDE-5-Hemmern und NO-Donatoren kann den Blutdruck anhaltend und stark abfallen lassen.
- Dadurch können Ohnmachtsanfälle entstehen, aber auch möglicherweise lebensbedrohliche Folgen.
- Betroffen von der Wechselwirkung sind alle Darreichungsformen und Anwendungsgebiete der beiden Substanzgruppen.
- Patienten, die mit NO-Donatoren behandelt werden, dürfen PDE-5-Hemmer nicht anwenden.

2.27 Clozapin und Phenazon

Fallbeispiel

Eine Kundin verlangt in der Apotheke ein Analgetikum mit Phenazon. Auf Nachfrage der PTA erklärt sie, dass sie damit seit längerem ihre Migräne erfolgreich behandelt. Vorsichtshalber erkundigt sich die PTA danach, ob die Kundin weitere Arzneimittel einnimmt. Die Kundin zeigt ihr eine Arzneimittelpackung, die sie in der Handtasche hat. Es handelt sich um ein Präparat mit Clozapin.

Interaktionsmeldung

Schwerwiegende Folgen wahrscheinlich – kontraindiziert

Hintergrund-Informationen

Eine seltene, aber gefährliche Nebenwirkung von Clozapin ist die Entstehung einer Agranulozytose. Durch welche Mechanismen diese unerwünschte Wirkung entsteht (etwa toxische oder immunologische Reaktionen), ist noch nicht eindeutig geklärt. Während der Behandlung mit Clozapin muss das Blutbild engmaschig überwacht werden. Außerdem sollte die gleichzeitige Behandlung mit Arzneistoffen vermieden werden, die ebenfalls das Knochenmark schädigen können. Dazu gehört auch Phenazon. Werden beide Substanzen gleichzeitig angewendet, steigt das Risiko für eine Agranulozytose. Auch kann der Schweregrad eine Knochenmarkssuppression bei der Kombination beider Arzneistoffe stärker ausfallen. Es handelt sich also um eine pharmakodynamische Interaktion.

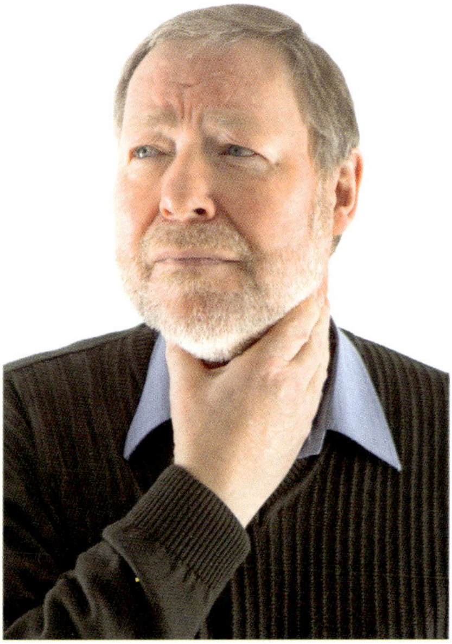

Abb. 2.15 Eine Agranulozytose kann sich mit grippeartigen Symptomen und Halsschmerzen äußern.

Agranulozytose

Das Knochenmark produziert kontinuierlich weiße Blutkörperchen, darunter die Granulozyten. Wird die Blutbildung im Knochenmark gestört, nimmt die Anzahl der weißen Blutkörperchen ab. Bei einer Agranulozytose sinkt die Konzentration der Granulozyten im Blut auf unter 500 Zellen pro Mikroliter Blut. Dadurch nimmt die Abwehrbereitschaft des Körpers rapide ab. So können sich Infektionen ausbreiten und möglicherweise eine Sepsis entstehen. Zu den wichtigsten Ursachen für eine Agranulozytose gehören Unverträglichkeitsreaktionen auf Arzneimittel, die über allergische oder toxische Mechanismen entstehen können. Risiko-Arzneimittel für eine Agranulozytose sind etwa Clozapin, Metamizol, Cotrimoxazol oder Thyreostatika. Patienten, die mit solchen Arzneistoffen behandelt werden, sollten verdächtige Warnzeichen kennen, die möglicherweise auf eine Agranulozytose hindeuten: grippeähnliche Symptome wie Halsschmerzen, Schüttelfrost, Abgeschlagenheit, hohes Fieber; später Schäden an den Schleimhäuten, etwa im Mund. Dann sollten sie sofort den Arzt kontaktieren.

Hinweise für den Patienten

Während der Behandlung mit Clozapin sollte der Patient weitere Arzneistoffe vermeiden, die ebenfalls das Knochenmark schädigen. Dazu gehören in der Selbstmedikation vor allem Phenazon und Propyphenazon. Außerdem gibt es eine Reihe von verschreibungspflichtigen Substanzen, die das Risiko für eine Agranulozytose erhöhen können. Deshalb sollte der Patient alle behandelnden Ärzte auf die Einnahme von Clozapin hinweisen, um die Verordnung interagierender Arzneistoffe möglichst zu vermeiden.

Fallbeispiel

Die PTA informiert die Kundin darüber, dass die Kombination der beiden Arzneistoffe möglicherweise zu verstärkten Nebenwirkungen der Clozapin-Behandlung führen kann. Als Alternative empfiehlt sie der Migräne-Patientin, im Bedarfsfall zwei Brausetabletten mit jeweils 500 Milligramm Acetylsalicylsäure einzunehmen.

Das Wichtigste in Kürze

- Phenazon und Propyphenazon können das Risiko für Knochenmarksschäden bei einer Behandlung mit Clozapin verstärken.
- Patienten, die mit Clozapin behandelt werden, sollten die Einnahme allen behandelnden Ärzten mitteilen, um den Einsatz von Arzneistoffen zu verhindern, die das Agranulozytose-Risiko weiter steigern können.
- Während der Behandlung mit knochenmarksschädigenden Arzneimitteln muss das Blutbild überwacht werden.
- Die Patienten müssen die wichtigsten Symptome einer Agranulozytose kennen. Dazu gehören grippeähnliche Symptome mit Halsschmerzen, Abgeschlagenheit und Fieber sowie Schleimhautschäden, vor allem im Mundbereich.

2.28 Theophyllin und Gyrasehemmer

Fallbeispiel

Frau Müller leidet unter Asthma. Weil die inhalative Anwendung von Glucocorticoiden in hoher Dosierung und langwirksamen Betasympathomimetika die Beschwerden nicht ausreichend lindert, nimmt sie seit einiger Zeit auch noch Theophyllin in Form von Retardtabletten ein. Heute bringt sie außerdem ein Rezept über Ciprofloxacin in die Apotheke. Auf Nachfrage erklärt sie der PTA, dass sie das Antibiotikum wegen eines Harnwegsinfekts verordnet bekommen hat.

Interaktionsmeldung

Überwachung bzw. Anpassung nötig

Hintergrund-Informationen

Theophyllin wird über das Enzym CYP1A2 metabolisiert. Einige Substanzen aus der Gruppe der Gyrasehemmer (Ciprofloxacin, Enoxacin, Norfloxacin) hemmen dieses Enzym und verzögern so die Verstoffwechselung von Theophyllin. Dadurch entstehen höhere Plasmaspiegel.

Theophyllin ist ein Wirkstoff mit enger therapeutischer Breite. Therapeutische Wirkspiegel liegen zwischen 8 und 20 µg/ml. Bei darüber liegenden Plasmaspiegeln können bereits Überdosierungssymptome auftreten. Daher verstärkt die Wechselwirkung das Risiko für mögliche Nebenwirkungen. Die Interaktion tritt häufig innerhalb von drei Tagen auf. Ältere Patienten sind durch die Wechselwirkung besonders gefährdet.

Da Enoxacin CYP1A2 in größerem Ausmaß hemmt als Ciprofloxacin und Norfloxacin, ist die Kombination von Theophyllin mit Enoxacin kontraindiziert. Aber auch für Ciprofloxacin und Norfloxacin sollten möglichst therapeutische Alternativen gesucht werden. Aus der Gruppe der Gyrasehemmer haben Levofloxacin, Ofloxacin und Moxifloxacin keinen relevanten Einfluss auf die Plasmaspiegel von Theophyllin. Wenn eine gleichzeitige Behandlung mit Ciprofloxacin oder Norfloxacin notwendig ist, sollte der Arzt unter Umständen die Theophyllindosis verringern.

Alle Gyrasehemmer verstärken auf pharmakodynamischem Weg die erhöhte Krampfneigung, mit der bei Behandlung mit Theophyllin zu rechnen ist. Diese Interaktion kann sich bereits kurz nach der Einnahme zeigen.

Hinweise für den Patienten

Wenn der Patient mit Arzneistoffen behandelt wird, die die Plasmaspiegel von Theophyllin erhöhen können, sollte er vermehrt auf mögliche Symptome von Nebenwirkungen achten. Dazu gehören etwa Herzklopfen, Übelkeit, Erbrechen, Durchfall, Unruhe, Schlafstörungen, Kopfschmerzen und Schwindel.

Weitere Interaktionen mit Theophyllin

Wegen der engen therapeutischen Breite ist es wichtig, bei der Therapie mit Theophyllin auf Interaktionen zu achten. Neben den Gyrasehemmern können etwa auch das Antidepressivum Fluvoxamin und Makrolide die Wirksamkeit von Theophyllin verstärken. Johanniskraut dagegen induziert Enzyme, über die Theophyllin verstoffwechselt wird, und senkt so die Plasmaspiegel ab. Ein wichtiger Induktor von CYP1A2 ist Tabakrauch. Raucher benötigen deshalb höhere Theophyllin-Dosierungen. Umgekehrt gilt auch: Gibt der Patient das Rauchen auf, muss auch die Theophyllin-Dosis verringert werden, um Nebenwirkungen zu vermeiden.

Fallbeispiel

Die PTA fragt Frau Müller, ob der Arzt mit ihr über die Wechselwirkung zwischen dem Asthmamittel und dem Antibiotika gesprochen hat. Frau Müller verneint das und stimmt zu, dass der Apotheker deshalb mit dem Arzt telefoniert. Der Arzt ist froh über den Hinweis auf die Interaktion und bittet darum, dass sich Frau Müller in der Praxis ein neues Rezept über ein anderes Antibiotikum abholt.

Das Wichtigste in Kürze

- Theophyllin ist ein Arzneistoff mit enger therapeutischer Breite.
- Einige Gyrasehemmer inhibieren CYP1A2, über das Theophyllin hauptsächlich verstoffwechselt wird.
- Durch die Interaktion steigt das Risiko für vermehrte Nebenwirkungen von Theophyllin.
- Weil Enoxacin CYP1A2 sehr stark hemmt, ist die gleichzeitige Anwendung kontraindiziert.
- Wenn eine gleichzeitige Behandlung mit anderen interagierenden Gyrasehemmern nicht vermieden werden kann, sollte der Patient auf mögliche Nebenwirkungen achten.
- Wichtige Überdosierungssymptome bei der Theophyllin-Therapie sind Herzklopfen, Übelkeit, Erbrechen, Durchfall, Unruhe, Schlafstörungen, Kopfschmerzen und Schwindel.

3 Übersichten

In der Apothekenpraxis tauchen einige Fragen zu Interaktionen immer wieder auf. Dazu gehören etwa mögliche Wechselwirkungen mit Lebensmitteln wie Milchprodukten oder Grapefruitsaft. Bei der Einnahme spezieller Arzneistoffe müssen die Patienten Interaktionen mit tyramin- oder Vitamin-K-reichen Nahrungsmitteln beachten. Auch Genussmittel wie Alkohol oder Tabakrauch sind im Hinblick auf Interaktionen bei manchen Arzneistoffen problematisch.

In der Apotheke stellt sich auch häufig die Frage nach Wechselwirkungen mit hormonellen Kontrazeptiva. Ebenfalls sollten Sie nicht vergessen, dass Interaktionen nicht nur bei rezeptpflichtigen Arzneistoffen, sondern auch bei OTC-Mitteln ernsthafte Folgen haben können. Entsprechende Übersichten finden Sie auf den folgenden Seiten.

3.1 Interaktionen mit Nahrungs- und Genussmitteln

Nicht nur Arzneimittel, sondern auch Nahrungs- und Genussmittel können die Wirksamkeit einer Pharmakotherapie beeinflussen. Dabei muss man unterscheiden, ob Nahrungsaufnahme im Allgemeinen zu Interaktionen führt oder nur einzelne Nahrungsbestandteile bzw. Lebensmittel.

Einfluss der Nahrungsaufnahme

Ob Arzneimittel nüchtern oder zu einer Mahlzeit eingenommen werden, spielt manchmal keine wichtige Rolle. In solchen Fällen findet sich in den Fachinformationen oder der Packungsbeilage der Hinweis „unabhängig von einer Mahlzeit". Bei manchen Arzneimitteln macht es aber doch einen Unterschied, ob sie auf nüchternen Magen oder zum Essen eingenommen werden.

Monolithische magensaftresistente Arzneiformen werden nur bei nüchterner Einnahme zügig aus dem Magen entleert. Werden sie dagegen mit oder nach einer Mahlzeit eingenommen, bleiben sie solange im Magen liegen, bis die Nahrung den Magen verlassen hat. Das führt zum einen zu einer stark verzögerten Resorption, zum anderen kann sich möglicherweise durch die Veränderungen des pH-Werts der magensaftresistente Überzug vorzeitig auflösen und den gesamten Arzneistoff auf einmal freisetzen („dose dumping“). Aus diesem Grund müssen monolithische magensaftresistente Arzneiformen stets auf nüchternen Magen eingenommen werden. In den letzten Jahren werden für magensaftresistente Arzneiformen zunehmend multipartikuläre Systeme eingesetzt (wie Mikropellets), die die Nachteile der monolithischen Arzneiformen nicht aufweisen.

Durch gleichzeitige Nahrungsaufnahme kann aber auch bei schnellfreisetzenden Arzneiformen die Resorption des Wirkstoffs verzögert werden, weil sich die Magenpassage verlängert. Das kann bei Arzneistoffen problematisch sein, die schnell wirken sollen (etwa Analgetika). Bei einigen Arzneistoffen kann möglicherweise auch der längere Kontakt mit der Magensäure zu einer verringerten Wirksamkeit beitragen. In anderen Fällen sind bestimmte Nahrungsbestandteile verantwortlich für eine verringerte Resorption, etwa im Fall von mehrwertigen Kationen wie Calcium oder Aminosäuren aus Proteinen, die die Aufnahme von L-Dopa hemmen.

Bei einigen wenigen Arzneistoffen kann sich durch gleichzeitige Nahrungsaufnahme die Bioverfügbarkeit aber auch verbessern. Das gilt etwa dann, wenn fettlösliche Wirkstoffe gemeinsam mit einer fettreichen Mahlzeit eingenommen werden (etwa bei Griseofulvin oder Isotretinoin). In manchen Fällen kann auch durch die verlängerte Passagezeit durch den Dünndarm die Resorption steigen. Die Plasmaspiegel einiger Arzneistoffe steigen bei gleichzeitigem Genuss von Grapefruitsaft an, weil die metabolisierenden Enzyme gehemmt werden.

Grundsätzlich gilt deshalb, dass der Patient die Einnahmehinweise in der Packungsbeilage unbedingt beachten sollte.

Einnahmezeitpunkte (nach Göbel)

- Während des Essens: unmittelbar vor der Mahlzeit, dazu oder spätestens fünf Minuten nach dem Essen
- Vor dem Essen: 30 bis 60 Minuten vor dem Beginn der Mahlzeit
- Nach dem Essen: 30 bis 60 Minuten nach der Mahlzeit
- Nüchtern: Eine Stunde vor oder zwei Stunden nach dem Essen

Das Wichtigste in Kürze

» Gleichzeitige Nahrungszufuhr kann die Bioverfügbarkeit von Arzneistoffen erhöhen oder senken.
» Deshalb sollte der Patient immer die Einnahmehinweise in der Packungsbeilage beachten.
» Magensaftresistente monolithische Arzneiformen sollen immer auf nüchternen Magen eingenommen werden.

Interaktionen mit Milch

Milch und Milchprodukte wie Joghurt, Quark, Molke oder Käse sind reich an Calcium. Milch, Joghurt und Quark enthalten etwa 1 200 mg Calcium pro Kilogramm Lebensmittel, während der Calciumgehalt bei Hartkäsen bis zu 10 000 mg Calcium pro Kilogramm Lebensmittel betragen kann. Ein Glas Milch enthält also etwa 240 mg Calcium, eine Portion (30 Gramm) Hartkäse bis zu 300 mg Calcium.

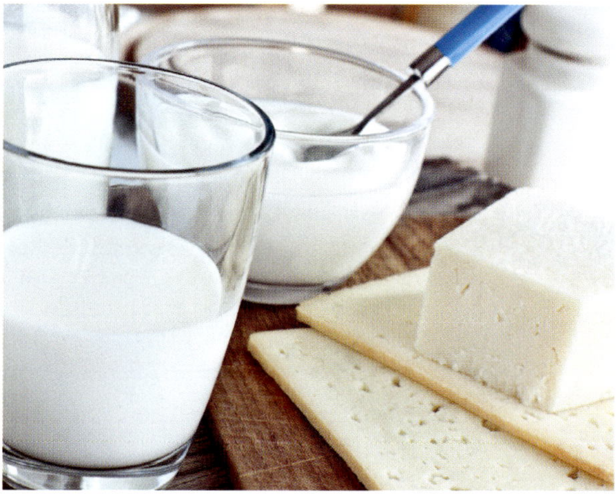

Abb. 3.1 Wechselwirkungen mit Milchprodukten entstehen durch die enthaltenen Calciumsalze. © PhotoSG – Fotolia.com

Die wichtigste Interaktion von Milch und Milchprodukten mit Arzneistoffen beruht auf der Komplexbildung mit Calciumsalzen. Die gebildeten Komplexe sind schwer resorbierbar, dadurch sinkt die Bioverfügbarkeit der Arzneistoffe.

Relevant ist das Problem nach den Angaben der ABDA-Datenbank für

- Bisphosphonate
- Eisensalze
- Eltrombopag (Arzneistoff zur Behandlung einer Thrombozytopenie)
- Estramustin (orales Zytostatikum)
- Fluoride
- Gyrasehemmer

- Strontiumsalze
- Tetrazykline

Um die Interaktion zu vermeiden, sollte der Patient einen zeitlichen Abstand zwischen der Einnahme dieser Arzneistoffe und dem Verzehr von Milchprodukten einhalten. Die empfohlenen Zeitabstände variieren von Arzneistoff zu Arzneistoff und liegen meist zwischen zwei und vier Stunden.

Prinzipiell tritt die Interaktion von Calcium aus Milchprodukten auch mit Schilddrüsenhormonen auf. Da diese Hormone jedoch in der Regel lebenslänglich eingenommen werden müssen, ist ein Verzicht auf Milchprodukte zum Frühstück meist nicht praktikabel. Die möglicherweise verringerte Bioverfügbarkeit wird dann auf der Basis der regelmäßigen TSH-Bestimmungen durch die Dosis ausgeglichen.

Neben Milch und Milchprodukten kann diese Interaktion auch mit anderen calciumreichen Lebensmitteln auftreten. Dazu gehören vor allem calciumreiche Mineralwässer und mit Calcium angereicherte Fruchtsäfte. Aus diesem Grund sollten alle Arzneimittel, die Interaktionen mit mehrwertigen Kationen eingehen, grundsätzlich mit Leitungswasser eingenommen werden.

Das Wichtigste in Kürze

- » Calcium aus Milch- und Milchprodukten senkt die Bioverfügbarkeit von Arzneistoffen wie Tetrazyklinen, Gyrasehemmern, Eisensalzen und Bisphosphonaten.
- » Wichtig ist ein zeitlicher Abstand (je nach Arzneistoff zwei bis vier Stunden)
- » Die Interaktion tritt auch mit calciumreichen Mineralwässern und angereicherten Fruchtsäften auf.

Interaktionen mit Grapefruitsaft

Grapefruit und Grapefruitsaft können über verschiedene Mechanismen Interaktionen mit Arzneistoffen eingehen. Verantwortlich dafür sind einige Inhaltsstoffe wie Flavonoide und Furanocumarine.

Diese Inhaltsstoffe sind Inhibitoren von CYP3A4 und hemmen damit in der Darmwand (aber nicht in der Leber) den Abbau von Arzneistoffen, die hauptsächlich über dieses Isoenzym verstoffwechselt werden. Dazu gehören etwa Nifedipin-Derivate, Verapamil, Sildenafil, Ciclosporin oder einige Statine. Daraus resultieren stark erhöhte Plasmaspiegel. Für den Patienten kann das teilweise zu gravierenden Nebenwirkungen führen: Bei Antihypertonika kann eine vermehrte Blutdrucksenkung auftreten, bei Antiarrhythmika wie Amiodaron kann sich das QT-Intervall verlängern, so dass möglicherweise lebensbedrohliche Herzrhythmusstörungen auftreten. Bei Statinen steigt das Risiko für Myopathien.

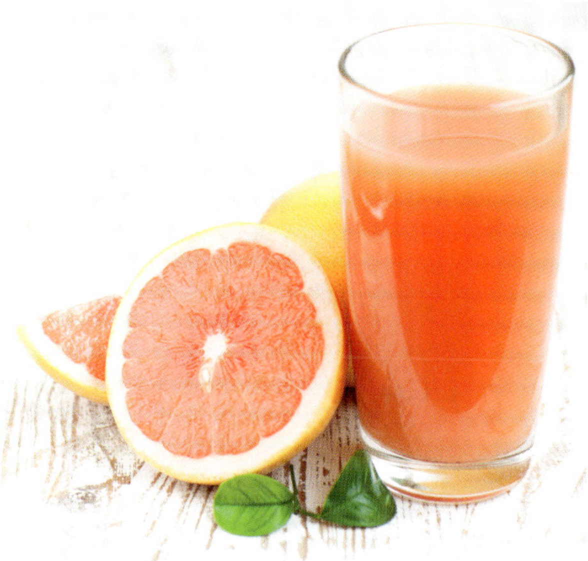

Abb. 3.2 Grapefruit und Grapefruitsaft hemmen CYP3A4 – deshalb sollten sie nicht mit Arzneistoffen eingenommen werden, die hauptsächlich über dieses Enzym verstoffwechselt werden. Dazu zählen etwa viele Statine oder Nifedipin-Derivate.
© Es75 – Fotolia.com

Außerdem kann Grapefruitsaft auch Transportproteine hemmen. Davon ist etwa der Anionentransporter OAT2B1 betroffen. Dadurch sinkt die Resorption und damit die Bioverfügbarkeit von Arzneistoffen wie Aliskiren. Durch die zu niedrigen Plasmaspiegel können die Arzneistoffe nicht ausreichend wirken.

Die Wechselwirkung tritt nur auf, wenn die Arzneistoffe peroral verabreicht werden. Wie gravierend die Interaktion ausfällt, ist von Arzneistoff zu Arzneistoff und auch patientenindividuell unterschiedlich. So sind Arzneistoffe mit einer geringen oralen Bioverfügbarkeit meist stärker betroffen. Der Einfluss auf die Enzymhemmung von CYP3A4 kann schon einige Stunden nach dem Genuss von Grapefruitsaft einsetzen und einige Tage anhalten.

Betroffen von der Interaktion sind nicht nur Grapefruit und Grapefruitsaft, sondern auch andere Produkte wie Marmeladen. Damit die Wechselwirkung auftritt, ist kein übermäßiger Genuss notwendig, sondern es reicht in vielen Fällen auch schon eine übliche Portionsgröße aus (etwa ein Glas Saft). Deshalb sollten die Patienten vollständig auf Grapefruitprodukte verzichten, solange sie mit den betreffenden Arzneistoffen behandelt werden.

Das Wichtigste in Kürze

- Grapefruitsaft hemmt den Abbau von Arzneistoffen über CYP3A4. Dadurch steigen die Plasmaspiegel an.
- Grapefruitsaft behindert auch die Resorption über verschiedene Transportproteinen. Dadurch sinkt etwa die Bioverfügbarkeit von Aliskiren.
- Die Interaktion tritt nur bei peroral verabreichten Arzneistoffen auf.
- Die Wechselwirkung setzt einige Stunden nach dem Genuss von Grapefruitprodukten ein und hält einige Tage an.
- Die Patienten sollten während der gesamten Behandlung auf Grapefruitprodukte verzichten.

Interaktionen mit Alkohol

Wechselwirkungen mit Alkohol können durch pharmakodynamische und pharmakokinetische Effekte auftreten.

Auf der pharmakodynamischen Ebene spielt vor allem der sedierende Effekt von Alkohol eine Rolle: Wird Alkohol mit Arzneistoffen kombiniert, die dämpfend auf das zentrale Nervensystem wirken, kann sich dieser Effekt verstärken. Die Reaktionsfähigkeit sinkt deutlich, auch schon bei kleinen Alkoholmengen. Gerade für Autofahrer ist hier ein entsprechender Hinweis wichtig. Aber auch im Alltag kann die vermehrte Sedierung gefährlich werden. Das gilt besonders bei Senioren, bei denen sich etwa das Risiko für Stürze erhöht. Besser ist es deshalb, bei der Einnahme von Wirkstoffen wie Neuroleptika, Antidepressiva oder Benzodiazepinen gar keinen Alkohol zu trinken. Diese Wechselwirkung mit Alkohol kann auch mit OTC-Substanzen auftreten: Dazu zählen etwa das Schlafmittel Diphenhydramin oder der Hustenstiller Dextromethorphan.

Alkohol kann bei Diabetikern schwerwiegende und langanhaltende Unterzuckerungen auslösen, da durch den Alkohol die Glucoseproduktion in der Leber gehemmt wird und sich die blutzuckersenkende Wirkung von Antidiabetika deshalb verstärkt. Darum sollten Diabetiker Alkohol nur in kleinen Mengen und zusammen mit einer kohlenhydrathaltigen Mahlzeit verzehren. Bei der Einnahme von Metformin erhöht sich außerdem das Risiko für eine Laktat-Azidose. Deshalb sollten Diabetiker, die mit Metformin behandelt werden, Alkohol möglichst meiden oder nur in kleinen Mengen und gelegentlich konsumieren, immer in Verbindung mit einer Mahlzeit.

Alkohol kann auch die Toxizität von Arzneistoffen für die Leber erhöhen. Allerdings ist das Ausmaß und die Konsequenz durchaus unterschiedlich:

So sollten Patienten, die Methotrexat einnehmen, vollständig auf Alkohol verzichten, um die lebertoxische Wirkung nicht noch zu verstärken. Bei Paracetamol spielt die Interaktion in der Praxis bei Alkoholabhängigen eine Rolle, da die Leber in der Regel schon stark vorgeschädigt ist.

Bei langfristiger Therapie mit nichtsteroidalen Antiphlogistika kann der regelmäßige Genuss von Alkohol das Risiko für Magen-Darm-Ulcera erhöhen. Das gilt besonders bei Patienten mit weiteren Risikofaktoren wie ältere Menschen oder Rauchern.

Einige Arzneistoffe können auch den Abbau von Alkohol verzögern und zu Effekten wie Gesichtsrötung (Flush), Übelkeit, Erbrechen, Kopfschmerzen, Atemnot und Blutdruckabfall führen. Dieser „Antabus-Effekt" tritt nicht nur in Kombination mit Disulfiram auf, sondern auch bei Arzneistoffen wie Ketoconazol oder Metronidazol.

Das Wichtigste in Kürze

» Alkohol verstärkt die sedierende Wirkung von zentral wirksamen Arzneistoffen.
» Alkohol verstärkt die blutzuckersenkende Wirkung von Antidiabetika und das Risiko für eine Laktat-Azidose bei der Behandlung mit Metformin.
» Alkohol verstärkt die hepatotoxische Wirkung von Substanzen wie Methotrexat und Paracetamol.
» Alkohol verstärkt die ulcerogene Wirkung von nichtsteroidalen Antiphlogistika.
» Verschiedene Arzneistoffe wie Metronidazol oder Ketoconazol können den Abbau von Alkohol hemmen.

Interaktionen mit Tabakrauch

Tabakrauch kann sowohl pharmakodynamische als auch pharmakokinetische Wechselwirkungen eingehen.

So verstärkt Rauchen das Risiko für venöse Thrombosen. Die gleiche Auswirkung haben auch hormonelle Kontrazeptiva, so dass sich die Effekte verstärken. Deshalb sollten Frauen, die die Pille oder andere hormonbasierte Mittel zur Verhütung einsetzen, nicht rauchen. Um die Zufuhr von Nikotin bei der Raucherentwöhnung besser steuern zu können, sollten die Patienten nicht gleichzeitig rauchen. Sonst drohen besonders bei bestehenden arteriosklerotischen Veränderungen unerwünschte Effekte auf Herz und Kreislauf, da Nikotin die Herzfrequenz und den Blutdruck erhöhen kann.

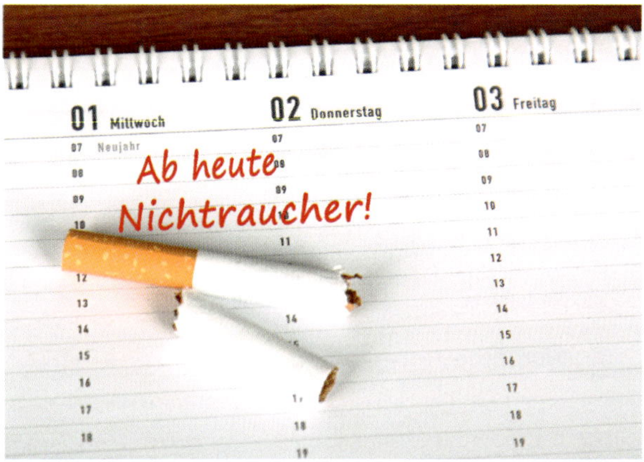

Abb. 3.3 Tabakrauch induziert CYP1A2. Deshalb muss bei einem Rauchstopp bei einigen Arzneistoffen die Dosis reduziert werden. © Kathrin39 – Fotolia.com

Auf der pharmakokinetischen Ebene ist zu beachten, dass Tabakrauch ein Induktor von CYP1A2 ist. Deshalb können Interaktionen mit Arzneistoffen auftreten, die über dieses Enzym metabolisiert werden. Wegen des stärkeren Abbaus ist in der Regel eine höhere Dosis erforderlich. Umgekehrt heißt es auch, dass bei einem Rauchstopp die Dosis reduziert muss.

Beschrieben ist diese Wechselwirkung für Arzneistoffe wie Chinin, Duloxetin, Rasagilin oder Ropinirol. Besonders relevant ist sie bei Wirkstoffen mit enger therapeutischer Breite wie Theophyllin oder Neuroleptika wie Haloperidol, Clozapin oder Olanzapin.

Grundsätzlich gilt deshalb, dass der Arzt bei Rauchern besonders sorgfältig die Dosis bestimmen sollte, in der Regel anhand des klinischen Ansprechens. Wenn die Patienten das Rauchen aufgeben, müssen sie ebenfalls engmaschig überwacht werden. Bei einigen Arzneistoffen wie Theophyllin wird in solchen Fällen auch die Bestimmung der Blutspiegel empfohlen. In anderen Fällen kann die Beobachtung von Wirkung oder eventuellen Nebenwirkungen Aufschluss geben. Auf diese Weise kann der Arzt schnell feststellen, ob eine Dosisanpassung erforderlich ist.

Das Wichtigste in Kürze

- Tabakrauch induziert CYP1A2. Dadurch steigt die Metabolisierung einiger Arzneistoffe an.
- Die Wechselwirkung ist besonders für Arzneistoffe mit einer engen therapeutischen Breite wie Theophyllin und einige Neuroleptika wie Clozapin relevant.
- Raucher benötigen bei diesen Arzneistoffen in der Regel eine höhere Dosis.
- Bei einem Rauchstopp muss die Dosierung entsprechend angepasst werden.

Interaktionen mit Kaffee und Tee

Auch die Genussmittel Kaffee und schwarzer oder grüner Tee können Interaktionen mit Arzneistoffen eingehen. Dabei ist zu unterscheiden, ob die Interaktion aufgrund des Coffeingehalts oder durch die enthaltenen Gerbstoffe zustande kommt.

Gerbstoffe bilden mit einigen Arzneistoffen schwerlösliche Komplexe, die schlecht resorbiert werden. Dadurch sinkt die Bioverfügbarkeit. Diese Wechselwirkung ist vor allem bei Eisensalzen relevant. Für eine bessere Resorption sollten die Patienten einen zeitlichen Abstand von zwei Stunden zu Kaffee oder Tee einhalten. Auch bei einigen Neuroleptika ist eine verschlechterte Resorption durch Gerbstoffe beschrieben. Allerdings stammen die Daten hauptsächlich aus Laborversuchen, während in klinischen Studien die Interaktion keine Auswirkungen hatte. Allerdings kann es bei der Therapie einer Psychose mit Neuroleptika ohnehin sinnvoll sein, den Coffein-Konsum einzuschränken, um eine Verschlechterung des Krankheitsbildes zu vermeiden. Das gilt besonders auch bei der Therapie mit Clozapin, das CYP1A2 und damit die Metabolisierung von Coffein hemmt. Einige Gyrasehemmer können den Abbau von Coffein verzögern und damit Wirkungen wie Unruhe, Schlafprobleme oder Herzklopfen auslösen. Allerdings sind die Auswirkungen der Interaktion nicht für alle Gyrasehemmer gleich stark. Die Interaktion ist besonders relevant bei Patienten mit Coffein-Empfindlichkeit, bekannten Herzrhythmusstörungen oder Krampfanfällen. Diese Patientengruppen sollten daher bei der Therapie auf den Genuss von coffeinhaltigen Getränken möglichst verzichten.

Größere Mengen coffeinhaltiger Getränke können die Ausscheidung von Lithiumsalzen beschleunigen und damit den Erfolg der Therapie gefährden.

Das Wichtigste in Kürze

- » Gerbstoffe aus Kaffee und Tee stören die Resorption von Eisensalzen. Deshalb ist ein zweistündiger Abstand einzuhalten.
- » Interaktionen mit Neuroleptika können sowohl durch Gerbstoffe als auch durch Coffein entstehen.
- » Einige Gyrasehemmer verzögern den Abbau von Coffein.
- » Coffein erhöht die Ausscheidung von Lithiumsalzen.

Interaktionen mit Tyramin-haltigen Nahrungsmitteln

Tyramin ist ein biogenes Amin, das in Nahrungsmitteln vorkommt. Im Körper wirkt es als indirektes Sympathomimetikum. Bei der Kombination mit nicht-selektiven MAO-Hemmern können Wechselwirkungen auftreten.

Hemmstoffe der Monoaminoxidase beeinträchtigen den Abbau von Monoaminen wie Noradrenalin. Um den Botenstoff zu inaktivieren, weicht der Körper auf einen alternativen Mechanismus aus: Er nimmt Noradrenalin wieder zurück in die Vesikel auf, in denen der Botenstoff vor der Freisetzung in die Synapse gespeichert war. Indirekte Sympathomimetika wie Tyramin setzen aber die Botenstoffe aus den Vesikeln in großen Mengen frei, so dass eine starke Sympathikusreaktion auftritt. In der Folge steigt der Blutdruck stark hin, möglicherweise begleitet von Übelkeit und Kopfschmerzen, bis hin zu einer lebensgefährlichen hypertensiven Krise.

Diese Interaktion betrifft vor allem die nicht-selektiven MAO-Hemmer wie Tranylcypromin. Deshalb müssen Patienten, die mit diesem Arzneistoff behandelt werden, eine streng tyraminarme Kost einhalten. Da Tranylcypromin die Monoaminoxidase irreversibel hemmt, muss der Patient die Tyramin-arme Kost auch noch einige Zeit (10 bis 14 Tage) nach der letzten Einnahme fortsetzen.

Bei selektiven MAO-Hemmern wie Moclobemid, Rasagilin oder Selegilin ist das Risiko für eine hypertensive Krise durch die Interaktion mit Tyramin deutlich geringer. Diese Arzneistoffe hemmen nur jeweils ein Isoenzym (MAO-A bzw. MAO-B), so dass das andere Isoenzym für den Abbau von Noradrenalin zur Verfügung steht. Theoretisch kann die Wechselwirkung auch mit trizyklischen Antidepressiva auftreten, wird jedoch nur selten relevant. In diesen Fällen ist deshalb keine Beschränkung der Tyraminzufuhr notwendig. Im Zweifelsfall sollte der Blutdruck der Patienten überwacht werden.

Natürlich enthalten ist Tyramin in Lebensmitteln wie reifem Käse, Rotwein, Innereien, hartgereifter Wurst wie Salami, salzkonservierten Fischsorten wie Matjes oder weißen Bohnen. Auch Fertiggerichte enthalten häufig größere Mengen an Tyramin, da bei der Herstellung in der Regel Hefe-Extrakte verwendet werden. Daneben kann Tyramin auch durch Alterung und Fermentierung in Lebensmitteln entstehen, etwa durch Lagerung von angebrochenen Konserven. Bei einer tyraminarmen Diät sollten die Patienten deshalb Nahrungsmittel möglichst frisch verwenden und angebrochene Konserven nur über maximal zwei Tage im Kühlschrank lagern.

Das Wichtigste in Kürze

- » Die Kombination von irreversiblen MAO-Hemmern und Tyramin kann zu einer hypertensiven Krise führen.
- » Die Patienten müssen eine tyraminarme Diät einhalten, auch noch einige Zeit nach dem Ende der Behandlung.
- » Tyraminreiche Lebensmittel sind reifer Käse, Rotwein, Matjes und Fertiggerichte mit Hefe-Extrakt.

Interaktionen mit Vitamin-K-haltigen Nahrungsmitteln

Vitamin K spielt bei der Bildung von Blutgerinnungsfaktoren eine wichtige Rolle. Als Coenzym ist es an der Synthese der Faktoren II, VII, IX und X in der Leber beteiligt. Orale Antikoagulanzien vom Cumarin-Typ wie Phenprocoumon (z. B. Marcumar®) wirken antagonistisch in diesem Prozess. Sie hemmen das Enzym Vitamin-K-Epoxidase und verhindern so die Umwandlung von Vitamin-K-Epoxid zu Vitamin-K-Hydrochinon. Deshalb setzen sie die Blutgerinnung herab. Umgekehrt kann Vitamin K die Wirksamkeit der oralen Antikoagulanzien beeinträchtigen.

Vitamin K ist vor allem in grünem Gemüse vorhanden. Einen hohen Gehalt findet man vor allem in verschiedenen Kohlarten, aber auch in Salaten, Mangold oder Spinat. Diese Gemüsesorten können deshalb die Wirksamkeit der oralen Antikoagulanzien einschränken. Die Patienten sollten auch beachten, dass grüner Tee ebenfalls reich an Vitamin K ist.

Das heißt aber nicht, dass die Patienten vollständig auf den Verzehr verzichten sollen. Für die Herz-Kreislauf-Gesundheit ist es wichtig, sich gesund und ausgewogen zu ernähren. Experten raten deshalb dazu, gleichmäßig viel von Vitamin-K-reichem Gemüse zu essen, damit dieser Effekt durch die Blutuntersuchungen kontrolliert werden kann. Dieser Hinweis ist vor allem für Ihre Patienten wichtig, die vielleicht einen eigenen Garten haben und ihren Speiseplan nach der Erntesaison ausrichten.

Relevant ist die Interaktion auch bei Multivitaminpräparaten, die ebenfalls größere Mengen an Vitamin K enthalten können. Es ist sinnvoll, dass die Patienten dann auf ein anderes Nahrungsergänzungsmittel ausweichen, dass kein Vitamin K enthält. Anderenfalls sollten sie die Einnahme eines Vitamin-K-haltigen Mittels unbedingt vorab mit ihrem Arzt besprechen, da es sonst zu riskanten Veränderungen in der Wirksamkeit der oralen Antikoagulanzien kommen kann und der Schutz vor thromboembolischen Erkrankungen wie einem Schlaganfall nicht mehr gewährleistet ist.

Das Wichtigste in Kürze

- Vitamin K kann die Wirkung von Cumarin-Antikoagulanzien hemmen.
- Das Vitamin ist vor allem in grünem Blattgemüse enthalten.
- Die Patienten sollten gleichmäßig viel von Vitamin-K-reichen Lebensmitteln zu sich nehmen.
- Vor der Einnahme von Vitamin-K-haltigen Multivitaminpräparaten sollten sie mit dem Arzt Rücksprache halten.

3.2 Interaktionen mit hormonellen Kontrazeptiva

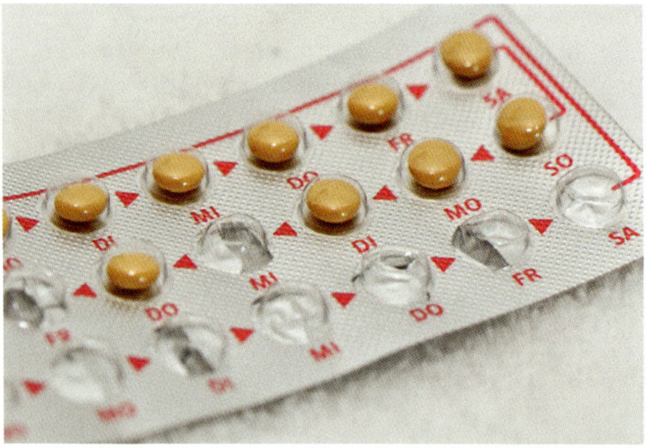

Abb. 3.4 Interaktionen mit hormonellen Kontrazeptiva können unter Umständen die Verhütungssicherheit beeinträchtigen. © Brigitte Meckle – Fotolia.com

Wenn Frauen hormonelle Kontrazeptiva verwenden, wollen sie sicher verhüten. Dafür stehen eine Reihe von Präparaten zur Auswahl: die klassische „Pille“, Verhütungsstäbchen, Verhütungspflaster oder Hormonspirale. In manchen Fällen kann die Verhütungssicherheit aber durch Wechselwirkungen gefährdet sein. Diese Interaktionen entstehen auf der Ebene der Pharmakokinetik.

Pharmakokinetik der Sexualhormone

Bei oralen Präparaten werden die Hormone im Dünndarm resorbiert, beim Verhütungspflaster über die Haut, beim Verhütungsring über die Vaginalschleimhaut. Am häufigsten wird als Estrogenkomponente in hormonellen

Kontrazeptiva Ethinylestradiol eingesetzt. Die Estrogene unterliegen einem enterohepatischen Kreislauf, sie werden also in der Leber verstoffwechselt, indem unter anderem wasserlösliche Gruppen angehängt werden (Konjugation). Aus der Leber gelangt das konjugierte Estrogen in den Darm, wo die wasserlöslichen Gruppen abgespalten werden und das restliche Estrogen wieder in den Blutkreislauf aufgenommen wird. Dadurch resultiert eine Halbwertzeit von etwa 20 bis 24 Stunden. Im Gegensatz dazu gibt es bei Gestagenen keinen enterohepatischen Kreislauf. Die bei der Metabolisierung entstehenden Stoffwechselprodukte sind nicht mehr hormonell wirksam.

Interaktion bei der Metabolisierung

Die Metabolisierung von Estrogenen und Gestagenen findet hauptsächlich in der Leber statt. Die Verstoffwechselung kann durch andere Arzneistoffe beeinflusst werden. Relevant für die kontrazeptive Sicherheit sind diejenigen Wirkstoffe, die die Enzyme in der Leber anregen (sogenannte Enzyminduktoren). Dazu gehören Antibiotika wie Rifampicin, aber auch Barbiturate, HIV-Therapeutika oder Antiepileptika (Carbamazepin, Phenytoin). Wenn Frauen mit Verhütungswunsch mit diesen Medikamenten behandelt werden, sollten sie unbedingt mit ihrem Arzt über die Problematik sprechen. In der Selbstmedikation ist vor allem die Wechselwirkung mit Johanniskraut wichtig.

Die Enzyminduktoren sorgen dafür, dass andere Arzneimittel schneller verstoffwechselt werden. Dieser Effekt beginnt schon zwei Tage nach der Einnahme der Enzyminduktoren. Nach Absetzen der entsprechenden Arzneistoffe benötigen die Leberenzyme etwa vier Wochen, um zu ihrer normalen Funktion zurückzukehren. Für andere Wirkstoffe bedeutet das: Die Blutspiegel sinken – und gerade bei hormonellen Kontrazeptiva kann es dadurch zum Versagen der Verhütung kommen. Davon betroffen sind sowohl Estrogene als auch Gestagene. Auch die Darreichungsform der Hormone spielt keine Rolle. Einzige Ausnahme: Die Hormonspirale (Mirena®) wird laut Fachinformation in ihrer Wirksamkeit durch Enzyminduktoren vermutlich nicht beeinflusst, da das Gestagen seine kontrazeptive Wirkung hauptsächlich direkt in der Gebärmutter entfaltet.

Wechselwirkungen mit Antibiotika

Auch wenn Antibiotika keine Enzyminduktoren sind, können möglicherweise Interaktionen auftreten. Vermutlich schädigen manche Antibiotika die Darmflora, so dass Durchfall auftreten kann. Dadurch kann die Resorption der Sexualhormone gestört werden. Außerdem wird so möglicherweise der enterohepatische Kreislauf der Estrogene unterbrochen.

Resorptionsstörungen betreffen sowohl Estrogene als auch Gestagene, während die Unterbrechung des enterohepatischen Kreislaufs nur für estrogenhaltige Kontrazeptiva relevant ist. Hinweise auf mögliche Interaktionen mit Antibiotika finden sich auch bei den „Minipillen", vermutlich weil auch geringe Störungen der Resorption bei den Präparaten mit niedrigem Gestagengehalt eventuell Auswirkungen haben könnten. Direkte Untersuchungen zu dieser Frage gibt es aber nur für wenige Präparate (Tab. 3.1).

Tab. 3.1 Wechselwirkungen der hormonellen Kontrazeptiva mit Antibiotika (Auswahl)

Präparat	Mögliche Interaktion mit Antibiotika laut Fachinformation
Kombinationspille (Estrogen + Gestagen, z. B. Valette®, Femigyne-ratiopharm®)	Möglich
Niedrigdosiertes Gestagen („Minipille", z. B. Microlut®)	Möglich
Höherdosiertes Gestagen (z. B. Cerazette®, Desirett®)	Nein
Verhütungsring (NuvaRing®, Estrogen + Gestagen)	Kein Einfluss auf pharmakokinetische Parameter bei Therapie mit Doxycyclin oder Amoxicillin, bei anderen Antibiotika nicht untersucht, aber möglich
Verhütungspflaster (Evra®, Estrogen + Gestagen)	Kein Einfluss auf pharmakokinetische Parameter bei Therapie mit Tetracyclin, bei anderen Antibiotika nicht untersucht, aber möglich
Hormonspirale (Mirena®, nur Gestagen)	Nein
Verhütungsstäbchen (Implanon®, nur Gestagen)	Nein
Depotgestagene	
Medroxyprogesteronacetat (z. B. Depot-Clinovir®)	Nein
Norethisteronacetat (z. B. Noristerat®)	Möglich (wegen teilweiser Umwandlung zu Ethinylestradiol)

Klinische Relevanz der Interaktionen

In Fachkreisen wird immer wieder kontrovers diskutiert, wie relevant diese Wechselwirkungen tatsächlich sind. Die ABDA-Datenbank klassifiziert die Wechselwirkung der Kontrazeptiva mit den Antibiotika als „Vorsichtshalber überwachen: Die Interaktion ist theoretisch möglich, aber bislang nicht dokumentiert, oder tritt nur in Einzelfällen auf, ohne dass Risikofaktoren bekannt sind, oder führt nur zu etwas verstärkten Nebenwirkungen." Hintergrund dieser Einordnung ist die Tatsache, dass es bisher nur einzelne Fallberichte gibt, bei denen aber nicht zweifelsfrei nachgewiesen werden kann, dass die Schwangerschaft entstanden ist, weil durch die Wechselwirkung mit einem Antibiotikum die Pille versagt hätte. In Blutuntersuchungen konnte bisher nicht nachgewiesen werden, dass es bei der gleichzeitigen Anwendung von Antibiotika und hormonellen Kontrazeptiva zu einem Eisprung kommt.

Bei der gleichzeitigen Einnahme von Johanniskraut konnten jedoch erniedrigte Blutspiegel der Hormone festgestellt werden, auch wenn es nicht eindeutig geklärt werden kann, ob die berichteten Schwangerschaften tatsächlich durch die Interaktion entstanden sind. Das BfArM hält die Verdachtsmomente jedoch für so schwerwiegend, dass in den Fachinformationen von Johanniskrautpräparaten als Kontraindikation die Einnahme von hormonellen Kontrazeptiva aufgeführt werden muss.

Konsequenzen für die Beratungspraxis

Für die Beratung in der Apotheke ist die Situation nicht einfach: Aus wissenschaftlichen Untersuchungen ist es nicht eindeutig klar, was passiert, wenn eine Frau die hormonellen Kontrazeptiva gemeinsam mit Antibiotika oder Johanniskraut anwendet. Ob die Patientin das wahrscheinlich nicht sehr hohe Risiko einer Schwangerschaft eingehen will oder nicht, kann sie aber nur selbst entscheiden. Deshalb sollten Sie Ihr die Situation erklären und Tipps mitgeben, wie sie eine Schwangerschaft sicher verhindern kann.

Während der Einnahme von Antibiotika und sieben Tage danach sollte die Frau zusätzliche Barrieremethoden zum Verhüten benutzen (z. B. Kondome). Wenn das Ende der Antibiotikaeinnahme in die einwöchige Pause fallen würde, sollte sie die nächste Packung des Kontrazeptivums gleich anschließen.

Bei Verwendung oraler Präparate sollte sie bei Durchfall oder Erbrechen innerhalb von drei bis vier Stunden nach der Pilleneinnahme eine weitere Tablette des Kontrazeptivums schlucken. Sind mehr als zwölf Stunden zwischen Einnahme und gastrointestinaler Störung vergangen, empfiehlt sich ein Vorgehen wie bei einer vergessenen Pille:

- In der ersten Einnahmewoche: Weitere Pille einnehmen und Einnahme regulär fortsetzen, 7 Tage lang zusätzlich mit Kondom verhüten.
- In der zweiten Einnahmewoche: Weitere Pille einnehmen und regulär fortsetzen, keine weiteren Maßnahmen notwendig.
- In der dritten Einnahmewoche: Weitere Pille einnehmen und regulär fortsetzen, nach Aufbrauchen der aktuellen Packung keine Einnahmepause machen.

Mit diesen Maßnahmen soll gewährleistet werden, dass der Eisprung sicher unterdrückt wird. Dazu ist eine mindestens siebentägige ununterbrochene Zufuhr der Hormone notwendig.

Ist die gleichzeitige Therapie mit Enzyminduktoren notwendig, ist eine zusätzliche Barrieremethode während der Behandlung und bis zu 28 Tage nach Absetzen notwendig.

Das Wichtigste in Kürze

- Relevante Mechanismen für Interaktionen mit hormonellen Kontrazeptiva sind eine beschleunigte Metabolisierung der Hormone durch Enzyminduktoren sowie eine Resorptionsstörung und Unterbrechung des enterohepatischen Kreislaufs durch manche Antibiotika.
- Für eine sichere hormonelle Verhütung ist eine ununterbrochene Zufuhr über mindestens sieben Tage notwendig.
- Interaktionen mit Enzyminduktoren können noch bis zu vier Wochen nach Absetzen des Wirkstoffs auftreten.
- Bei möglichen Interaktionen ist es zur Erhöhung der kontrazeptiven Sicherheit sinnvoll, zusätzlich Barrieremethoden (z. B. Kondome) zu nutzen.

3.3 Wichtige Interaktionen mit Arzneimitteln der Selbstmedikation

Interaktionen sind nicht nur auf rezeptpflichtige Arzneistoffe beschränkt. Auch Mittel der Selbstmedikation können relevante Wechselwirkungen eingehen. Darauf sollten Sie bei der OTC-Beratung besonders achten. Besonders wichtig ist das bei Arzneistoffen, die keinesfalls mit anderen zusammen eingenommen werden dürfen. ◻Tab. 3.2 zeigt die wichtigsten Wechselwirkungen, die in der ABDA-Datenbank als schwerwiegend eingestuft sind und deshalb nicht kombiniert werden dürfen.

Die entstehenden Risiken können für den Patienten durchaus gravierende Folgen haben. Deshalb sollten Sie es sich bei der Beratung in der Selbstmedikation zur Gewohnheit machen, immer nach anderen Medikamenten zu fragen, die der Patient möglicherweise einnimmt. Das ist besonders wichtig bei älteren multimorbiden Patienten. Allerdings können Sie in der Regel auch jüngeren Menschen ihren Gesundheitszustand nicht immer ansehen. Im Zweifelsfall sollten Sie dann immer einen Interaktionscheck durchführen. Das gilt besonders bei interaktionsträchtigen Arzneistoffen wie Johanniskraut oder zentral wirksamen Substanzen.

Tab. 3.2 Kontraindizierte Kombinationen mit wichtigen OTC-Arzneimitteln (Auswahl)*

Interaktionspartner 1	Interaktionspartner 2	Grund
Analgetika		
Acetylsalicylsäure	Cumarine	Verstärkte Hemmung der Blutgerinnung, das Risiko für Blutungen steigt
Phenazon, Propyphenazon	Clozapin	Erhöhtes Risiko für Knochenmarksschäden und Agranulozytose
Naratriptan, Almotriptan	Dapoxetin, Mutterkornalkaloide, andere Triptane	Verstärkte Vasokonstriktion, starker Anstieg des Blutdrucks möglich
Antazida/Ulkustherapeutika		
Omeprazol, Pantoprazol	Rilpivirin, HIV-Protease-Inhibitoren	Resorption durch Protonenpumpenhemmer beeinträchtigt
Omeprazol	Clopidogrel	Hemmung der Umwandlung von Clopidogrel zum aktiven Metaboliten, dadurch beeinträchtigte Wirksamkeit
Antidiarrhoika		
Loperamid	Quellmittel	Gefahr eines Darmverschlusses
Loperamid	P-Glykoprotein-Inhibitoren wie Chinidin	Elimination von Loperamid verringert, Gefahr von Intoxikationen durch erhöhte Konzentration im zentralen Nervensystem (cave: missbräuchliche Verwendung!)
Trockenhefe	Nicht-selektive MAO-Hemmer	Präparateabhängig bei tyraminhaltigen Hefeextrakten: Blutdrucksteigerung bis hin zur hypertensiven Krise möglich

Tab. 3.2 Kontraindizierte Kombinationen mit wichtigen OTC-Arzneimitteln (Auswahl)* (Fortsetzung)

Interaktionspartner 1	Interaktionspartner 2	Grund
Medizinische Kohle	Leflunomid	Unterbrechung des enterohepatischen Kreislaufs, Wirksamkeit von Leflunomid sinkt
Antimykotika		
Miconazol Mundgel	Mutterkornalkaloide, Statine, QT-Zeit-verlängernde Arzneistoffe, Carbamazepin, Triazolam, Midazolam, orale Antikoagulanzien	Hemmung von CYP3A4 und CYP2C9 durch Miconazol, dadurch steigt Wirkspiegel der anderen Arzneistoffe an, erhöhtes Risiko für Nebenwirkungen
Antitussiva		
Dextromethorphan	MAO-Hemmer, Dapoxetin	Additive serotonerge Wirkung, Gefahr eines Serotonin-Syndroms
Dextromethorphan	Memantin	Additive Wirkung am NMDA-Rezeptor, Nebenwirkungsrisiko steigt
Laxanzien		
Indischer Flohsamen	Arzneimittel, die die Darmbewegung hemmen; z. B. Loperamid, Opiumtinktur	Gefahr eines Darmverschlusses
Rhinologika		
Phenylephrin (systemisch)	Nicht-selektive MAO-Hemmer	Blutdrucksteigerung durch verstärkte Sympathikuswirkung
Pseudoephedrin (systemisch)	MAO-Hemmer	Blutdrucksteigerung durch verstärkte Sympathikuswirkung
Sedativa/Antidepressiva		
Doxylamin	MAO-Hemmer	Verstärkte anticholinerge und zentral dämpfende Wirkung
Diphenhydramin	MAO-Hemmer	Verstärkte anticholinerge und zentral dämpfende Wirkung
Diphenhydramin	Alkohol	Verstärkte Sedierung
Diphenhydramin	Arzneimittel mit Verlängerung der QT-Zeit; Arzneimittel, die zu Hypokaliämie führen	Diphenhydramin verlängert ebenfalls die QT-Zeit und kann zu einer Hypokaliämie führen, dadurch möglicherweise lebensbedrohliche Herzrhythmusstörungen
Johanniskraut	Zahlreiche Substrate von CYP und P-Glykoprotein	Johanniskraut induziert einige CYP-Enzyme und P-Glykoprotein, dadurch verringerte Wirksamkeit von anderen Arzneistoffen

* berücksichtigte Kategorien der ABDA-Datenbank:
Schwerwiegende Folgen wahrscheinlich – kontraindiziert;
Schwerwiegende Folgen wahrscheinlich – in bestimmten Fällen kontraindiziert;
Schwerwiegende Folgen möglich – vorsichtshalber kontraindiziert

Literaturverzeichnis

Datenbanken

ABDA-Datenbank, Modul Interaktionen. www.drugbase.de

Internet-Quellen

Arizona Center for Education and Research on Therapeutics (AZCERT). Liste von Arzneistoffen, die die QT-Zeit verlängern können (englischsprachig): http://crediblemeds.org/everyone/composite-list-all-qtdrugs/?rf=All

Division of Clinical Pharmacology, Indiana University. Substrate, Inhibitoren und Induktoren von CYP-Isoenzymen (englischsprachig): http://medicine.iupui.edu/clinpharm/ddis/

Laborwerte online: www.laborlexikon.de

Medikamentenplan, Aktionsbündnis für Patientensicherheit. http://www.aps-ev.de/fileadmin/fuerRedakteur/PDFs/Infos_fuer_Patienten/Medikamentenplan.pdf

Bücher

Aktories K, Förstermann U, Hofmann F, Starke K (Hrsg.). Allgemeine und spezielle Pharmakologie und Toxikologie. 10. Aufl., Elsevier/Urban & Fischer, München 2009

Gerdemann A, Griese N. Interaktions-Check in der Apotheke. Govi-Verlag, Eschborn 2010

Hinneburg I. MindCards Interaktionen in der Selbstmedikation. 2. Aufl., Deutscher Apotheker Verlag, Stuttgart 2013

Mutschler E, Geisslinger G, Kroemer HK, Menzel S, Ruth P. Mutschler Arzneimittelwirkungen. 10. Aufl., Wissenschaftliche Verlagsgesellschaft Stuttgart, 2013

Tortora GJ, Derrickson BH. Anatomie und Physiologie. Wiley-VCH Verlag, Weinheim 2006

Wunderer H. Wechselwirkungen mit der Nahrung. Govi-Verlag, Eschborn 1998

Fachartikel

ABDATA. Interaktionen in der ABDA-Datenbank. Zum 1. Juli neue Klassifikationsstufen. Pharm Ztg, *158*:2 236–2 238, 2013

Catella-Lawson F, et al. Cyclooxygenase inhibitors and the antiplatelet effects of aspirin. N Engl J Med, *345*:1 809–17, 2001

Fuchs WS, Haen E, Seifert R. Agranulozytose – ungeklärte Nebenwirkung mit tödlicher Konsequenz. Pharm Ztg, *154*:14–21, 2009

Girndt M. Diagnostik und Therapie von Elektrolytstörungen. Dtsch Med Wochenschr, *138*:642–646, 2013

Göbel A. Arzneimittel und Nahrung: Wechselwirkungen können die Wirksamkeit beeinflussen. PZ Prisma, *17*:146–152, 2010

Hermann R. Arzneimittelinteraktionen mit Grapefruit. Dtsch Apotheker Ztg, *153*:610–614, 2013

Hollander-Rodriguez JC, Calvert JF. Hyperkalemia. Am Fam Physician, *73*:283–290, 2006

Scharpf F, Schmid K, Zieglmeier M. Der richtige Umgang. Folgerungen aus der bayerischen Interaktionsstudie. Dtsch Apotheker Ztg, *153*:400–405, 2013

Stahl V. AMTS-Spezial Grapefruitsaft. Dtsch Apotheker Ztg, *152*:3434–3436, 2012

Yuan Y, Tsoi K, Hunt RH. Selective serotonin reuptake and risk of upper GI bleeding: confusion or confounding? Am J Med, *119*:719–727, 2006

Zieglmeier M, Goller C. Interaktionsmanagement. Entwicklung einer standardisierten Qualitätssicherung. Dtsch Apotheker Ztg, *153*:396–399, 2013

Sachregister

Die Autorin

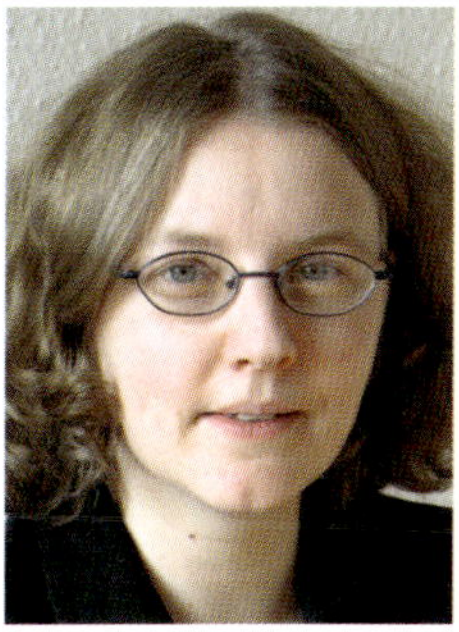

Dr. Iris Hinneburg studierte Pharmazie an der Philipps-Universität Marburg und wurde an der Martin-Luther-Universität Halle-Wittenberg promoviert. Nach Tätigkeiten in Forschung und Lehre in Halle und Helsinki (Finnland) arbeitet sie heute freiberuflich als Medizinjournalistin, hauptsächlich für pharmazeutische Fachzeitschriften. Sie ist außerdem Fachbuchautorin im DAV und produziert einen Podcast mit Themen aus Medizin und Pharmazie für die Fortbildung in der Apotheke.